Angelika Feichtner, Bettina Pußwald

Angehörige in der Palliative Care

Unterstützung, Begleitung und Beratung

Angelika Feichtner, Bettina Pußwald

Angehörige in der Palliative Care

Unterstützung, Begleitung und Beratung

3., überarbeitete und erweiterte Auflage

facultas

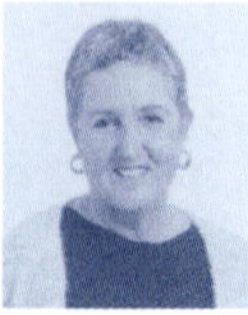

Angelika Feichtner, MSc
Diplom in Palliative Care der International School of Cancer Care in Oxford, langjährige Pflege- und Lehrpraxis im Bereich von Palliative Care und Hospizarbeit.

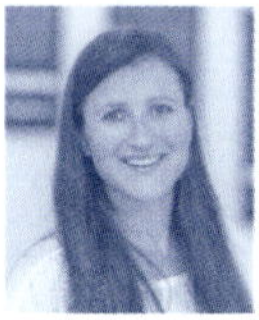

Bettina Pußwald, DSA, MSM
Master of Social Management, Diplomsozialarbeiterin im mobilen Palliativteam Fürstenfeld/Feldbach. Im Vorstand der Österreichischen Palliativgesellschaft, Vorsitzende der AG Palliativsozialarbeit. Lehrtätigkeit im Bereich von Palliative Care.

Eine geschlechtergerechte Schreibweise wird in diesem Buch vorwiegend durch die Verwendung der Schreibung mit Stern * realisiert. Ist eine korrekte, alle Endungen berücksichtigende Schreibung auf diese Weise nicht möglich oder erfordert sie Ergänzungen, die den Lesefluss hemmen, so wird – stellvertretend für alle Geschlechter – die weibliche und männliche Form abgewechselt.

Bibliografische Information der Deutschen Nationalbibliothek
Die Deutsche Nationalbibliothek verzeichnet diese Publikation in der Deutschen Nationalbibliografie; detaillierte bibliografische Daten sind im Internet über http://dnb.dnb.de abrufbar.

3. Auflage 2024

facultas Verlag, 1050 Wien, Österreich
Umschlagfoto: nerudal, istockphoto.com
Satz: Florian Spielauer, Wien
Lektorat: Laura Hödl
Druck: finidr, Tschechien
Printed in the E.U.
ISBN 978-3-7089-2436-6
E-ISBN 978-4-99111-839-8

Inhalt

Vorwort

Laut Statistik Austria (2023) sterben in Österreich pro Jahr über 90.000 Menschen (2022 waren es 93.332) – die meisten von ihnen nach einer mehr oder weniger langen chronischen oder terminalen Erkrankung, verbunden mit Pflegebedürftigkeit, mit Einschränkungen der Lebensqualität und mit Leiderfahrungen. Die Diagnose einer lebensbegrenzenden Erkrankung bedeutet immer eine Zäsur, eine dramatische Veränderung des Lebens. Dies trifft nicht nur auf die Patient*innen zu, sondern auch auf die ihnen nahestehenden Personen. Derzeit betreuen weit mehr als 800.000 Personen ein Familienmitglied bzw. einen ihnen nahestehenden Menschen zu Hause (Nagl-Cupal, 2018).

Pflegende Angehörige sehen sich mit vielfältigen Herausforderungen konfrontiert. Eine schwere Erkrankung und das Sterben eines Menschen betreffen damit nicht nur ihn selbst, sondern immer auch seine An- und Zugehörigen. Sie erleben den Prozess mit, er löst auch bei ihnen Trauer, Verzweiflung und Ängste aus. Sie kommen mit existenzieller Bedrohung in Berührung, sie erleben das Leid eines geliebten Menschen und sie erleben Hilflosigkeit und Trennungsängste. Angehörige sind damit stets auch Mitbetroffene: Sie werden von der Erkrankung und ihren Folgen existenziell miterfasst und bedürfen meist, ähnlich wie die Patient*innen, der Fürsorge und Betreuung. Das Ziel palliativer Betreuung ist daher auch, nicht nur die Kranken, sondern ebenso auch deren Angehörige zu betreuen und zu begleiten, ihnen beizustehen in der doppelten Aufgabe, das eigene Leid zu bewältigen und zugleich die Patientin zu unterstützen.

„Palliative Care ist ein Ansatz zur Verbesserung der Lebensqualität von Patient*innen und ihren Familien, die mit jenen Problemen konfrontiert sind, welche mit einer lebensbedrohlichen Erkrankung einhergehen (...)" (WHO, 2002). Diese Definition der Weltgesundheitsorganisation macht deutlich, dass die Patient*innen und ihre Angehörigen gleichsam als eine „Unit of Care" (Davies, 2001, S. 363) zu betrachten sind, als eine Behandlungseinheit. Und es wird kaum gelingen, eine Patientin umfassend zu betreuen, wenn die Bedürfnisse der Angehörigen nicht ebenso im Fokus des multiprofessionellen Betreuungsteams stehen wie jene der Kranken. Angehörige zu stärken und zu unterstützen ist daher eine zentrale Aufgabe der häuslichen Palliativversorgung (Kreyer, Strauß-Maier, 2021).

Neben der Pflege leistet auch die Palliativ-Sozialarbeit einen wesentlichen Beitrag zur Entlastung der An- und Zugehörigen von schwerkranken und sterbenden Menschen. Daher darf in einem Buch über die Unterstützung der Angehörigen in Palliative Care die palliativsozialarbeiterische Sicht nicht fehlen. Bettina Pußwald, als ausgewiesene Expertin, bietet wichtige Informationen, wertvolle Tipps und praktische Hinweise für Angehörige. Ganz im Sinne interprofessioneller Zusammenarbeit zeigt sich auch bei unserer Co-Autorenschaft: gemeinsam wissen wir mehr. Und nur gemeinsam kann es gelingen, den Patient*innen und ihren Angehörigen die Unterstützung zu bieten, die sie brauchen.

Das Wohlbefinden der Patient*innen und das ihrer Angehörigen sind eng miteinander verbunden. Und oft stabilisiert sich die Situation der Patient*innen, sobald es gelingt, ihren Bezugspersonen die erforderliche Unterstützung und den nötigen Beistand zu bieten. Daher stehen die Angehörigen der Kranken ganz im Zentrum des Bemühens, zugleich sind sie wichtige Partner*innen in der Betreuung der Patientin. Angehörige können ganz entscheidend zu einer gelingenden Betreuung beitragen. Sie können die Interessen der Patient*innen vertreten, wenn diese nicht mehr in der Lage sind, ihre Wünsche zu artikulieren, und nicht zuletzt kennen sie die Patientin sehr viel besser als die professionell Betreuenden.

Die An- und Zugehörigen sind die wichtigsten Begleiter*innen, die bedeutsamsten Bezugspersonen und die engsten Vertrauten schwerkranker und sterbender Menschen. Im Bewusstsein, dass die gemeinsame Zeit begrenzt ist, wollen Angehörige diese wertvolle Zeit mitgestalten können, und sie möchten – trotz eigener Belastung – die Patient*innen in der oft leidvollen letzten Lebensphase unterstützen. Mit Respekt vor den individuellen Bewältigungsstrategien der Angehörigen und mit grundsätzlicher Achtung vor ihrem Bemühen, ihren Beitrag zur Betreuung der Patient*innen zu leisten, liegt es am professionellen Betreuungssystem, sie bestmöglich darin zu unterstützen.

Wir alle sind Angehörige und aus eigener Erfahrung weiß ich, wie rasch wir in die Rolle pflegender Angehöriger kommen können. Ich erlebe die Belastungen bis hin zur Überforderung, trotz aller beruflichen Erfahrung und pflegerischen Fachwissens. Als betreuende Angehörige erfahre ich aber auch die wertvolle Entlastung durch unterstützende Pflegepersonen in besonderer Weise.

Dieses Büchlein soll Pflegenden Anregungen für eine gelingende Zusammenarbeit mit Angehörigen von Patient*innen in palliativen Betreuungssituationen bieten. Die besonderen Bedürfnisse Angehöriger in der häuslichen Betreuung werden darin ebenso berücksichtigt wie jene der Angehörigen im Kontext stationärer Betreuung.

Für eine Betreuung, die sich an den Bedürfnissen der Kranken orientiert, ist nicht nur die Zusammenarbeit zwischen Angehörigen und Pflegenden entscheidend, sondern auch das gemeinsame Bemühen aller beteiligten Professionen.

Der Wert einer engen Zusammenarbeit zwischen Pflege und Sozialarbeit zeigt sich in der täglichen Praxis und auch in der gemeinsamen Arbeit mit Bettina Pußwald an diesem Buch. Wie schon bei früheren Auflagen dieses Buches erwies sich unsere Kooperation auch diesmal wieder als sehr förderlich und bereichernd.

Angelika Feichtner

TEIL I
Angehörigenunterstützung in der Pflege

Die Situation der Angehörigen von schwerkranken und sterbenden Menschen

Die Diagnose einer unheilbaren, lebensbedrohenden Erkrankung bedeutet eine tiefe Erschütterung, nicht nur für die Patient*innen selbst, sondern auch für ihre An- und Zugehörigen. Auch wenn zunächst noch die Hoffnung auf Heilung oder zumindest auf eine Stabilisierung der Erkrankung aufrecht bleibt, ist die Tatsache der Diagnose bereits mit zahlreichen schmerzhaften Verlusten für die Betroffenen verbunden.

Als Angehörige oder Zugehörige im Sinne von „zum Patienten gehörend" gelten all jene Personen, die sich in einer vertrauten, häufig auch verpflichtenden Nähe zum Patienten befinden und somit neben Familienangehörigen auch Freund*innen, Lebensgefährt*innen, Nachbar*innen oder Kollege*innen sein können (George, George, 2003, S. 16). Entscheidend dabei ist nicht die Art der Beziehung – ob Ehe, Partnerschaft, Freundschaft oder Verwandtschaft –, sondern die individuelle Nähe und die Vertrautheit. Daher werden im weiteren Text die Begriffe Angehörige, An- und Zugehörige und Bezugspersonen synonym verwendet. Sie umfassen all jene Personen, die mit dem Patienten verwandt oder familiär verbunden sind oder sich ihm in anderer Weise verbunden fühlen.

Im Verlauf der Erkrankung werden jene Menschen, die den Patient*innen nahestehen, mit zahlreichen Verlusten konfrontiert; sie erleben ein schrittweises Abschiednehmen, Trauer und oft auch verschiedene Krisensituationen. Eine terminale Erkrankung wird insgesamt als existenzielle Krise erlebt, sie stürzt nicht nur den Patienten in eine tiefe, existenzielle Krise, sie bedroht auch das Gleichgewicht des ganzen Familiensystems. Damit wird die Krise kollektiv erlebt. Die Bezugspersonen von terminal Kranken haben, ebenso wie die Patient*innen selbst, meist bereits einen langen und leidvollen Weg hinter sich, wenn eine Änderung des Therapieziels im Sinne einer palliativen Betreuung erfolgt. Von der Diagnosestellung an bangen und hoffen sie mit dem Patienten. Sie erleben die Hoffnung, die Enttäuschung, die belastenden Therapien und das angstvolle Warten auf Befunde mit. Wiederholte Krankenhausaufenthalte, die verzweifelte Hoffnung auf Besserung und die Enttäuschung, wenn die Erkrankung weiter fortschreitet, bedeuten eine enorme emotionale Belastung, auch für die Angehörigen.

Eine lebensbedrohende Erkrankung erschüttert die Stabilität einer Familie und anderer sozialer Beziehungen, macht sie verletzlich und gefährdet ihre Funktion. Durch die Behandlungserfordernisse kann die Erfüllung der Alltagspflichten so stark beeinträchtigt sein, dass das gesamte System aus dem Gleichgewicht gerät. Im Vordergrund stehen die Sorge um den erkrankten Menschen und die Angst vor den Folgen der Krankheit. Nicht nur die Patient*innen werden auf diese Weise mit einer ungewohnten und bedrohlichen Situation konfrontiert, sondern auch ihre Bezugspersonen.

Anders als eine kurz andauernde Krankheitsperiode, an deren Ende die Heilung steht, löst eine chronische und ganz besonders eine terminale Erkrankung einen radikalen Rollenwechsel innerhalb des sozialen Systems aus. Das Gleichgewicht der gesamten Familie ist bedroht. Die Angehörigen müssen „sich als Familie oder nahe stehende Person mit den (...) Herausforderungen auseinandersetzen und diese mittragen helfen" (Kesselring, Panchaud, 1999, S. 17). Die lebensbedrohende Erkrankung eines Angehörigen mitzuerleben, bedeutet für die Angehörigen immer eine Grenzerfahrung. Auch Yalom (1980) beschreibt, dass die Konfrontation mit dem (drohenden) Tod eines Familienmitgliedes eine Zeit existenzieller Verzweiflung für die Angehörigen bedeuten kann. Die Furcht vor dem drohenden Verlust und das Gefühl von Hilflosigkeit können alle bisher tragenden Strukturen zusammenbrechen lassen.

Durch die schwerwiegende Erkrankung eines nahestenden Menschen ergeben sich zusätzlich zur bisherigen Grundbelastung durch Beruf und Alltagsroutine vielfältige Aufgaben, die übernommen werden müssen. Häufig verändern sich die bisherigen Rollenverteilungen innerhalb der Familie und des sozialen Umfeldes. Langerprobte und eingespielte Rollen und Beziehungen verändern sich. Die Bezugspersonen sehen sich auf diese Weise mit der Erfordernis einer Neukonstruktion ihrer Rolle und Identität konfrontiert. Diese zusätzliche Belastung wirkt sich erschwerend auf bestehende Verpflichtungen aus, und Rollenfunktionen, die der/die Erkrankte ausübte, müssen von anderen teilweise oder ganz übernommen werden. Damit entsteht eine Asymmetrie in den Verantwortungsbereichen, und je mehr sich die Rollen mit dem Fortschreiten der Erkrankung verändern, umso belastender werden sie für die gesunden Familienmitglieder (Meuret, 2008, S. 42).

Die reduzierte Belastbarkeit der Patient*innen zwingt die Bezugspersonen, zusätzliche Aufgaben und vermehrt Verantwortung zu übernehmen. Durch die Mehrfachbelastung besteht die Gefahr, dass Angehörige Erschöpfungszustände erleben und an ihre Belastungsgrenze geraten. Die An- und Zugehörigen leisten, vor allem im fortgeschrittenen Stadium der Erkrankung, meist einen Balanceakt zwischen Da-Sein für den Patienten und den eigenen Lebensaufgaben. Eigene Bedürfnisse bleiben oft unberücksichtigt. Verschiedene Untersuchungen belegen, dass An- und Zugehörige schwerkranker Patient*innen hohe Belastungswerte erfahren, die mit jenen der Erkrankten vergleichbar sind (Funk et al., 2010).

Dabei können die emotionalen und psychischen Belastungen für die Bezugspersonen durchaus auch stärker sein als für die Patient*innen selbst.

Wenn im Verlauf des Krankheitsprozesses die Hoffnung auf Heilung zunehmend schwindet, löst dies bei den An- und Zugehörigen der Patient*innen Gefühle von tiefer Trauer, von Enttäuschung, von Verzweiflung, Resignation, Wut und der Angst vor Überforderung aus. Angehörige berichten, dass sie in manchen Momenten von derartigen, oft auch widersprüchlichen Gefühlen regelrecht überschwemmt werden. Von einer schweren Erkrankung ist damit die gesamte Familie betroffen, und die damit verbundenen Belastungen werden ebenfalls vom gesamten sozialen System getragen.

Die häusliche Pflege und Betreuung sind oft körperlich, psychisch und emotional sehr belastend, insbesondere dann, wenn es sich dabei um eine palliative Situation handelt. Die Belastung von Angehörigen von Patient*innen in palliativen Betreuungssituationen wurde in zahlreichen Studien untersucht. So weist Bausewein mehrfach auf die bei Bezugspersonen häufigen Symptome der Erschöpfung, der Angst und der Depression hin (Bausewein, 2005, S. 67).

Neben der zunehmenden körperlichen, psychischen und sozialen Belastung wächst mit fortschreitender Erkrankung die Angst vor einer Gesundheitsverschlechterung der Betreuten. Exazerbationen und Krisen wiederholen sich in immer kürzeren Abständen und die Konfrontation mit Sterben und Tod fordert Angehörige immer stärker heraus. Stress, Überlastung und soziale Isolation sind nicht selten die Folgen. Überlastungen und Überforderungen pflegender Angehöriger ziehen häufig Hospitalisierungen der Patient*innen nach sich (Rizza, Mathis, 2019).

Auch eine Studie von Bijnsdorp (2019) zeigte bei mehr als 75 % der befragten Angehörigen pflege- und betreuungsbedingte Belastungen, bei etwa 20 % bestanden schwere Belastungen. Die hohen Anforderungen durch die häusliche Betreuung bringen Angehörige oft an die Grenzen des Leistbaren und sie sorgen sich, ob ihre vorhandenen Kraftreserven reichen werden, um die Mehrfachbelastungen zu meistern (Kulbe, 2008, S. 92).

Unter den Belastungen durch eine lebensbedrohende Erkrankung verändern sich die Beziehungen und sie werden stark von den unterschiedlichen Bewältigungsstrategien der einzelnen Personen geprägt. In der Konfrontation mit einer terminalen Erkrankung entwickelt jede Familie, jedes soziale System und jede einzelne Person individuelle Strategien der Bewältigung. So kann es durchaus sein, dass innerhalb einer Familie ganz unterschiedliche Umgangsweisen mit der Erkrankung und auch mit dem Kranken entstehen. Allen gemeinsam ist aber die Tatsache, dass die Gespräche innerhalb der Familie und des Freundeskreises an Unbeschwertheit verlieren. Das Einfühlungsvermögen in die Situation des anderen wird durch die eigene emotionale Belastung zusätzlich erschwert. Missverständnisse entstehen durch das Bestreben, die Nächsten zu schonen, durch Gefühlsschwankungen und durch eine ungewohnte Sensibilität für „Zwischentöne“ (Dietrich, 2006). Damit wird aber auch deutlich, dass An- und Zugehörige stets auch Mitbetroffene sind; sie fühlen sich – ähnlich wie die Patient*innen – einer bedrohlichen Situation hilflos ausgeliefert. Der Alltag ist geprägt von der Sorge um den Kranken, von der Angst vor dem nächsten auftretenden Symptom, vor einer weiteren Verschlechterung des Zustandes und vor allem vor dem drohenden Tod.

Die Erkrankung des Patienten betrifft die gesamte Familie und alle ihm nahestehenden Personen, und umgekehrt werden die Patient*innen vom Verhalten der Angehörigen beeinflusst. Das Wohlbefinden der Angehörigen und das der Kranken sind damit aufs Engste verknüpft. Die wichtigste Grundlage für die Betreuung ist die Erkenntnis, dass die Familie die wichtigste Vernetzung für den Patienten bedeutet (Friedemann, Köhlen, 2010).

Die Beziehungen der Patient*innen zu ihren An-und Zugehörigen sind bei einer schweren Erkrankung von ganz besonderer Bedeutung. Die Angehörigen haben einen entscheidenden Anteil an der Lebensqualität, die der Patient erfährt, und letztlich auch an der Bewältigung dieser für Patient und Angehörige oft gleichermaßen schwierigen Zeit. Vielfach ermöglichen es erst die Angehörigen, dass Bedürfnisse des Kranken befriedigt werden können, und je stärker die Selbstständigkeit durch die Krankheit beeinträchtigt wird, desto bedeutsamer und wichtiger wird die Unterstützung der Angehörigen (George, 2005).

Damit befinden sich die Angehörigen jedoch oft in einem Dilemma: Sie sind in der Position, dass sie Unterstützung geben sollen, zugleich sind sie aber selbst belastet und bedürftig. Häufig leiden sie unter der Situation ebenso wie der Patient. Die veränderte Familiensituation, die Sorge um den Kranken und die Angst vor dem drohenden Verlust führen dazu, dass sich die Angehörigen in einer anhaltenden Ausnahmesituation befinden. In angstbesetzten Ausnahmesituationen ist die Amygdala (Corpus amygdaloideum) als Teil des limbischen Systems im Gehirn hochaktiv. In diesem Bereich werden Gefahren analysiert und bei Angstreaktionen kommt es zur Ausschüttung von Stresshormonen wie Adrenalin und Noradrenalin. Das kann dazu führen, dass sich belastete An- und Zugehörige von terminal erkrankten Patient*innen in einem permanenten Stresszustand befinden. Die Sorge um den Kranken und das Erfordernis, den Alltag mit familiären und Anforderungen aufrechtzuerhalten, führen oft zu einem verzweifelten Ringen der Angehörigen um Stabilität und Normalität – in einer Situation, die von Instabilität und oft auch von einer permanenten Veränderung der Anforderungen geprägt ist.

Normalität aufrechtzuerhalten kann schwierig sein, wenn der Alltag durch die oft rasch wechselnden Bedürfnisse des Patienten geprägt ist. Weiters ist die Erfahrung von Normalität für Angehörige nur schwer möglich, wenn sie sich aufgrund der Betreuungausfgaben sozial isoliert fühlen. (Van Roij et al., 2019)

Palliative Care und Palliativpflege im Besonderen müssen daher familienzentriert betreuen, denn es wird kaum gelingen, einen Patienten umfassend zu betreuen, wenn sein soziales Umfeld nicht einbezogen wird. Von einer schweren Erkrankung ist die gesamte Familie betroffen, und diese Erkrankung wird in der Familie bewältigt (Wright et al., 2009). Der Einfluss des primären Bezugssystems der Patient*innen ist nicht zu unterschätzen, und deshalb muss – vor allem im Kontext von Palliative Care – konsequent von einer familienorientierten Pflege ausgegangen werden. Im englischen Sprachraum ist der Begriff „Family Nursing" gebräuchlich. Dabei handelt es sich um einen systemischen Ansatz von Pflege, der davon ausgeht, dass eine Verschlechterung des Zustands des Kranken sich immer auf das gesamte Familien- und Bezugssystem auswirkt.

Auch in der familien- und umweltbezogenen Pflege nach der Theorie des systemischen Gleichgewichts von Friedemann und Köhlen (2010) stehen die Familie (im weitesten Sinne) und die verschiedenen Formen des Zusammenlebens im Vordergrund. Im systemischen Ansatz von Friedemann wird der einzelne Mensch nicht nur als Individuum, sondern immer auch in Beziehung zu seinem Umfeld gesehen. Familienorientierte Pflege betrachtet daher nicht nur die Patient*innen sondern das gesamte Familiensystem als Bezugspunkt der Pflege.

In Friedemanns Theorie des systemischen Gleichgewichts ist die Kongruenz, das Systemgleichgewicht, die Basis für Gesundheit. Diese „Gesundheit" ist auch bei schwerer Krankheit und selbst im Sterben möglich. Gesundheit basiert laut Friedemann auf Systemkongruenz, auf dem vom Individuum definierten Gleichgewicht der Ziele, und zeigt sich durch ein „allgemeines Wohlgefühl", das Kraft und Motivation gibt, sowie durch die Reduktion bzw. Abwesenheit von Angst.

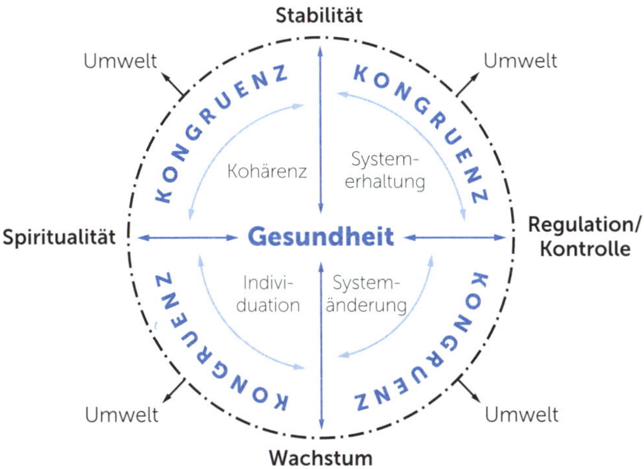

Abb. 1: Das Systemgleichgewicht (Friedemann, Köhlen, 2010)

Befindet sich das (Familien-)System im Ungleichgewicht (Inkongruenz), entsteht Angst. Daher gilt das Bestreben eines Familiensystems stets dem Erhalt des Gleichgewichtes und damit auch der Reduktion von Angst. Es werden vier Ziele angestrebt:

- Stabilität
- Regulation/Kontrolle
- Wachstum
- Spiritualität

Wie der einzelne Mensch, so verfolgt auch das Familiensystem diese Ziele durch verschiedene Verhaltensweisen zur Systemerhaltung, Systemänderung, Kohärenz und Individuation. Eine detailliertere Darstellung der Theorie des systemischen Gleichgewichtes nach Friedemann würde den Rahmen dieses Büchleins sprengen, daher sei an dieser Stelle nur darauf hingewiesen, dass alle Verhaltensweisen der Angehörigen diese Ziele anstreben. Es geht also stets um das oft verzweifelte Bemühen, das systemische Gleichgewicht zu erhalten oder wiederherzustellen.

Für Pflegepersonen kann die Begegnung mit belasteten, vielleicht auch fordernden Angehörigen eine Herausforderung darstellen. Dabei ist jedoch stets zu bedenken, dass An- und Zugehörige oft im selben Maße von der Erkrankung betroffen sind wie der Patient. Sie bedürfen oft ebenso der Unterstützung wie die Patient*innen. Nach Friedemann tragen Pflegende die Verantwortung für die professionelle Gestaltung der pflegerischen Beziehung. Dabei ist es wichtig, die Stärken der Familie bzw. des sozialen Systems zu betonen und den Einzelnen und die Familie als Expert*innen anzuerkennen (Friedemann, Köhlen, 2010).

Die Bezugspersonen der Patient*innen stellen eine bedeutsame Ressource für die palliative Pflege dar. Sie sind tatsächlich Expert*innen, sie kennen den Patienten meist sehr gut und sie können ganz entscheidend zum Wohlbefinden der Erkrankten beitragen. Dabei spielt nicht nur die Nähe der Beziehung eine wesentliche Rolle, sondern auch die Art der Verbundenheit zwischen Patient und An- und Zugehörigen. Die Unterstützung durch die Bezugspersonen wird auch durch die Qualität der jeweiligen Beziehung beeinflusst. Die jeweilige Bindung und die verschiedenen Bindungsstile haben ebenfalls einen wesentlichen Einfluss auf die Beziehung zwischen den Angehörigen und Patient*innen.

Die Bedeutung einer sicheren Bindung in der Unterstützung Angehöriger

Bei der Bindung handelt es sich um ein biologisch determiniertes Grundbedürfnis, das über die gesamte Lebenszeit hinweg von zentraler Bedeutung für die Bewältigung von Herausforderungen und Krisen ist (Mauer et al., 2014). Das Bindungssystem entwickelt sich im Laufe des ersten Lebensjahres, es bleibt jedoch auch im Erwachsenenalter aktiv. In Situationen, die als bedrohlich erlebt werden, wird die Nähe zu anderen Personen gesucht, die Hilfe und emotionale Unterstützung bieten können. Daher sind für die Palliativbetreuung und insbesondere für die Unterstützung der Angehörigen die jeweiligen Bindungsmuster von Bedeutung, denn die Bedrohlichkeit der Situation triggert das Bindungssystem und frühkindliche Bindungserfahrungen werden wieder aktiviert. Darüber hinaus hat die Art des Bindungsmusters auch einen wesentlichen Einfluss auf das Fürsorgeverhalten der Angehörigen und auch auf ihre Fähigkeit, Hilfe zu suchen und anzunehmen.

Ausgehend von der Angewiesenheit eines Neugeborenen und der Beziehung zwischen dem Kind und seiner Mutter entwickelten John Bowlby und Mary Ainsworth (1973) ihre Bindungstheorie. Sie beschreibt die besondere Qualität zwischenmenschlicher Beziehungen, die von den frühkindlichen Erfahrungen ausgeht: die Neigung, in Situationen hoher Belastung, Hilflosigkeit oder Angst Schutz und das Gefühl von Sicherheit bei einem fürsorglichen Gegenüber zu suchen (Mikulincer et al., 2002, S. 882). Bei den Bindungsmustern bzw. Bindungsrepräsentationen[1] handelt es sich also um Sedimente früherer Beziehungserfahrungen, die späteres Beziehungsverhalten und -erwartungen in belastenden Situationen maßgeblich beeinflussen und entsprechend der individuellen Ausformung seelisches oder spirituelles Leiden lindern oder verstärken können (Müller, 2018, S. 17). Daher sind die bindungstheoretischen Konzepte nicht nur für die Gestaltung der Beziehungen zwischen Patient*innen, Angehörigen und Pflegepersonen relevant, sondern auch für die psycho-soziale Unterstützung in der Palliativbetreuung. Dabei ist zu betonen, dass der jeweilige Bindungsstil keinesfalls ein Persönlich-

1 Der Begriff der „Bindungsrepräsentation" impliziert, dass Bindungen nicht nur im kontinuierlichen Kontakt mit anderen Menschen hergestellt und aufrechterhalten werden. Ihnen kommt auch eine innerpsychische Wirklichkeit zu, wo sie von der physischen Präsenz der anderen gelöst, vergeistigt, d. h. „spiritualisiert" wirken. (Müller, 2018, S. 18) Während es sich bei den Bindungsmustern um beobachtbare Verhaltens- und Beziehungsstrategien handelt, beschreibt der Terminus „Bindungsrepräsentation" die mentalen Schemata, die diesen Strategien zugrunde liegen und das spezifische Bindungsverhalten regulieren. Wie bei allen Theorien über mentale Strukturen handelt es sich dabei um Konstrukte, die zur Erklärung von Beobachtungen dienen, aber niemals direkt beobachtet werden können. (Müller, 2018, S. 28)

keitsmerkmal darstellt, sondern das Resultat der bindungsspezifischen Entwicklung ist.

Das Bindungsverhalten, wie es Bowlby (2010) beschreibt, ist die Absicht von Menschen, in angsteinflößenden und bedrohlichen Situationen die Nähe und Unterstützung von (vermeintlich) kompetenteren Personen zu suchen. Angehörige von schwerkranken Patient*innen sehen sich mit zahlreichen beängstigenden und bedrohlichen Situationen konfrontiert, die zu einer Aktivierung früh in der Kindheit entwickelter Bindungsmuster führen können.

Die Bindungstheorie unterscheidet zwischen sicheren und unsicheren Bindungsmustern. Bei einem sicheren Bindungstyp kann sich das Kind auf die schützende Präsenz der Mutter verlassen, die Mutter (oder eine andere Bezugsperson) reagiert mitfühlend und liebevoll auf die Bedürfnisse des Kindes. Ein zentrales Konzept der Bindungstheorie ist die „sichere Basis". Der zuverlässige Kontakt zu einer Bindungsperson (meist zu den Eltern) gewährleistet eine sichere Basis für das Kind, die ihm in bedrohlich erscheinenden Situationen Schutz und Unterstützung gewährt.

Exkurs: Bis vor wenigen Jahrzehnten galt die Empfehlung, dass ein Säugling keinesfalls „verwöhnt" werden dürfe und dass es sogar „gesund" sei, den Bedürfnissen des Kindes nicht gleich nachzukommen. Eltern wurde geraten, das Kind schreien/weinen zu lassen, um es nicht zu „verwöhnen". Es ist leicht nachvollziehbar, dass ein Säugling, dessen einzige Ausdrucksmöglichkeit das Weinen ist, in diesem Fall erlebt, dass er sich auf seine Bezugspersonen nicht verlassen kann und dass seine Bedürfnisse nicht zuverlässig erfüllt werden. Das Kind wird kaum eine sichere Basis erfahren können und mit hoher Wahrscheinlichkeit ein unsicheres Bindungsmuster entwickeln. Dieser frühkindliche Bindungsstil wird sich im Laufe des Lebens weiterentwickeln und verändern, allerdings werden diese ersten, frühkindlichen Bindungserfahrungen in späteren, krisenhaften Situationen wieder aktiviert. Daher besteht die Vermutung, dass viele der heute alten Menschen in ihren ersten Lebensjahren aufgrund der damaligen pädagogischen Empfehlungen nur schwer eine sichere Bindung entwickeln konnten.

Das biologisch angelegte Bindungssystem entwickelt sich aber nicht nur in Eltern-Kind-Beziehungen, wie ursprünglich von Bowlby (1973) erforscht, auch die Behandlungsbeziehungen im Gesundheitssystem weisen Merkmale einer Bindungsbeziehung auf (Hloucal et al., 2012, S. 143). Es ist davon auszugehen, dass eine schwere und/oder terminale Erkrankung und Pflegebedürftigkeit als bedrohlich und krisenhaft erlebt wird, nicht nur von den betroffenen Patient*innen, sondern auch von ihren Bezugspersonen. Daher ist die palliative Situation, besonders auch durch die Auseinandersetzung mit der drohenden endgültigen Trennung, potenziell eine bindungsrelevante Situation für Patient*innen und Angehörige (Peterson, 2005, S. 277–292).

Die jeweiligen Bindungsmuster haben Einfluss auf die Gestaltung von (Pflege-)Beziehungen und auf das Mobilisieren von Unterstützung. Die Beziehung zwischen den Patient*innen, ihren Angehörigen und den Pflegepersonen stellt daher eine bindungsrelevante Beziehung dar, in der auch die Pflegenden als Bindungspersonen fungieren. Sie haben grundsätzlich die Möglichkeit, nicht nur den Patient*innen, sondern vor allem auch deren Angehörigen eine sichere Basis zu bieten (Spetz et al., 2008). Wie gut es gelingt, den Angehörigen Sicherheit zu vermitteln, wird jedoch unter anderem auch von den jeweiligen früheren Bindungserfahrungen und dem Bindungsstil der Angehörigen abhängen.

Bei einer **sicheren Bindung** reagiert die Bindungsperson (z. B. die Mutter bzw. die Pflegeperson) zuverlässig und ihr Verhalten ist (für das Kind bzw. für die Patient*innen/für die Angehörigen) vorhersehbar und unterstützend. Das Angebot einer sicheren Basis bzw. einer sicheren Bindung trägt entscheidend dazu bei, dass sich Patient*innen und auch deren Angehörige sicher fühlen können. In Anlehnung an die Bedürfnispyramide nach Maslow (Zalenski, Raspa, 2006) kann das Erleben von Sicherheit als wesentlicher Faktor, vor allem auch in der häuslichen Palliativbetreuung, gelten. Zugleich hängt auch die erlebte Lebensqualität betreuender Angehöriger ganz entscheidend vom Ausmaß ihrer Sicherheit ab (Axelsson, Sjoden, 1998).

In der Gewährleistung einer sicheren Basis für pflegende Angehörige sind die Erreichbarkeit und die Kontinuität des Versorgungsteams, das Gefühl, über ihre Handlungen informiert zu sein und die Art der Kommunikation mit dem Team wichtige Faktoren. Die Erfahrung einer sicheren Basis durch das betreuende Team bedeutet für die Angehörigen eine ganz wesentliche Unterstützung; sie vermittelt ihnen ein Gefühl von Kontrolle über die oft als bedrohlich empfundene Situation. Darüber hinaus ermöglicht diese sichere Basis den Angehörigen und Patient*innen auch entspannte Phasen, in denen Sorgen und die Angst vor der Zukunft in den Hintergrund treten können.

In der Praxis erweist sich die Betreuung von Patient*innen und Angehörigen mit sicherem Bindungsmuster meist als unkompliziert. Die Angehörigen sind zuverlässig und präsent und sowohl die Patient*innen als auch ihre Angehörigen können offen über die Situation sprechen und auch ihre Gefühle ausdrücken. Wünsche und Bedürfnisse können geäußert und angebotene Unterstützung kann angenommen werden. Die Beziehung zwischen den Patient*innen und ihren Angehörigen ist von Empathie und Zuneigung geprägt. Die An- und Zugehörigen zeigen sich offen und kooperativ und sie erweisen sich als sehr unterstützend für die Patient*innen. Ängste und Sorgen können besprochen und auftretende Probleme können gemeinsam gelöst werden (Petersen, 2007). Angehörige mit sicherem Bindungsstil benötigen meist nur wenig Unterstützung, die Angebote des Teams können gut angenommen werden und die Betreuung gestaltet sich problemlos.

Einem **unsicheren Bindungsmuster** liegt die Erfahrung zugrunde, dass selbst in Notsituationen Hilfe nicht zuverlässig verfügbar ist. Ein kleines Kind, das sich naturgemäß in völliger Angewiesenheit auf die Zuwendung seiner Bezugspersonen befindet, wird in derartigen Situationen Strategien entwickeln müssen, um mit diesem existenziell bedrohlichen Mangel zurechtzukommen. Diese Strategien können bis ins Erwachsenenalter wirksam bleiben und die in der frühen Kindheit entwickelten Muster werden besonders in Krisensituationen reaktiviert.

Vereinfacht dargestellt, kann unsicheres Bindungsverhalten in drei Kategorien unterteilt werden:

- unsicher-distanziert/vermeidend
- unsicher-ambivalent/verstrickt
- unsicher-desorganisiert/desorientiert

Unsicher-distanziert/vermeidende Bindung: Menschen mit unsicher-distanziertem oder vermeidendem Bindungsverhalten erleben Beziehungen, in denen sie von anderen abhängig sind, mit großer Unsicherheit oder sehr angstvoll, weshalb sie alle Situationen, in denen sie auf fremde Hilfe angewiesen sind, zu vermeiden suchen (Müller, 2018, S. 36). Die eigene Bedürftigkeit wird abgewehrt und nicht bewusst wahrgenommen, zugleich besteht jedoch eine besondere Fähigkeit, unbekannte und belastende Situationen zu bewältigen. Diese Fähigkeit kann jedoch nur aufrechterhalten werden, solange keine Angewiesenheit auf die Hilfe anderer besteht. Und da diese Personen sich grundsätzlich scheuen, Schwäche und Hilfebedürftigkeit zu zeigen, wird die Not in der sie sich befinden von den Betreuenden häufig übersehen.

In der Betreuung von Menschen mit unsicher-vermeidendem Bindungsstil scheint oft eine deutliche Distanz zu herrschen und es findet relativ wenig Austausch zwischen Angehörigen und dem Team statt. In den Gesprächen mit den Angehörigen geht es oft um

Administratives, um das Pflegegeld oder um die Beschaffung von Pflegehilfsmitteln. Auch der Kontakt zwischen Angehörigen und Patient*innen wirkt emotionslos, eher distanziert, funktional und neutral. Es gibt kaum körperliche Berührungen, Angehörige stehen oft am Ende des Bettes oder sie setzen sich in einigem Abstand zum Bett (Petersen, 2007, S. 5).

Von den Patient*innen und besonders auch von ihren Angehörigen wird die Schwere der Erkrankung oft verleugnet und Gefühle wie Trauer oder Angst werden selten gezeigt. Wenn überhaupt, so finden Angst und Unruhe nur im Mimischen Ausdruck, wie Petersen (2007) beschreibt. Auch das familiäre Umfeld erscheint distanziert und passiv. Die Betreuungspersonen werden auf Abstand gehalten und müssen Widerstände überwinden, um eine angemessene Betreuung leisten zu können. Aussagen wie „Das müssen wir alleine schaffen" oder „Nur nie auf andere angewiesen sein!" sind typisch für ein unsicher-distanziertes oder vermeidendes Bindungsverhalten.

Unsicher-ambivalent/verstrickte Bindung: Aufgrund früherer instabiler und unsicherer Beziehungserfahrungen bleiben diese Menschen stets auf die äußere Versicherung anderer angewiesen, von denen sie sich auch abhängig fühlen (Müller, 2018, S. 39). Anders als bei einem unsicher-distanzierten oder vermeidenden Bindungsverhalten sind diese Patient*innen/Angehörigen durch ihren oft überhöhten Anspruch auf Aufmerksamkeit kaum zu übersehen.

Personen mit unsicher-ambivalenten/verstrickten Bindungsrepräsentationen fällt es außerordentlich schwer, mit Trennungen und Verlusten umzugehen. Auch können sie Situationen, in denen sie alleine und auf autonome Entscheidungen angewiesen sind, nur schwer bewältigen (Müller, 2018, S. 41). Sie verfügen jedoch über die ausgeprägte Fähigkeit, in derartigen Situationen die Unterstützung anderer Menschen zu mobilisieren.

In der Betreuung von Personen mit unsicher-ambivalentem Bindungsmuster lässt sich zwischen den Patient*innen und ihren Angehörigen oft eine überbetonte Nähe mit übertrieben scheinenden Gefühlsäußerungen beobachten. Die Patient*innen kommen oft kaum dazu, sich zu artikulieren, weil die Angehörigen sie rasch unterbrechen. Wird zum Beispiel die Patientin gefragt, wie sie sich heute fühlt, antworten die Angehörigen an ihrer Stelle.

Angehörige mit unsicher-ambivalentem Bindungsmuster betonen oft den engen Familienzusammenhalt. In ihren Schilderungen wird aber auch die Abhängigkeit von der Bindungsperson, die keine gesunde Ablösung zulässt, deutlich. („Ich habe bewusst nicht geheiratet, um ganz für meine kranke Mutter da sein zu können"). Die Angehörigen wechseln zwischen dem Bedürfnis, sich aufzuopfern, und dem Gefühl der Überforderung. Häufig signalisieren sie ihre Erschöpfung, lehnen zugleich jedoch alle Angebote zur Entlastung ab. Auch bemühen sich pflegende Angehörige mit einem unsicher-ambivalenten Bindungsstil um eine konstante Präsenz und nicht nur um eine bestmögliche, sondern eine geradezu ideale Betreuung der Patientin.

In der Pflege und Betreuung von Patient*innen und Angehörigen mit unsicher-ambivalentem Bindungsmuster ist es von besonderer Bedeutung, ihre Wünsche und Bedürfnisse achtsam wahrzunehmen und deutlichen Respekt vor dem Recht der Patient*innen auf Selbstbestimmung zu zeigen. Gleichzeitig sollten aber auch die Angehörigen entsprechende Unterstützung erfahren. Die Bindungspersonen (Pflegepersonen) sollten Sicherheit ausstrahlen und dabei stets den Respekt vor der Eigenständigkeit der Patient*innen bzw. der Angehörigen wahren. So können diese zu emotionaler Beruhigung gelangen (Petersen, 2007).

Familiengespräche, in denen klare Strategien vereinbart werden, aber auch das hohe Engagement der Angehörigen gewürdigt wird, werden von Angehörigen mit unsicher-ambivalentem Bindungsstil als besonders hilfreich wahrgenommen.

Unsicher-desorganisiert/desorientierte Bindung: Dieses Bindungsmuster tritt bei Personen auf, die in ihrer frühen Kindheit nicht auf die fürsorgliche Zuwendung einer verlässlichen Bindungsperson vertrauen konnten. Eltern mit Alkohol- oder Drogenproblemen sind zum Beispiel oft nicht in der Lage, den Bedürfnissen des Kindes zuverlässig und vorhersehbar zu begegnen. Das Kind macht die Erfahrung, dass es keine „sichere Basis" gibt.

Reagieren die Bindungspersonen mit körperlicher oder seelischer Gewalt auf die Bedürfnisse, ergibt sich ein Dilemma für das schutzbedürftige Kind, denn Bezugspersonen, die eigentlich ihre Zuflucht sein sollten, sind gleichzeitig Quelle der Bedrohung und großer Angst (Müller, 2018, S. 42). In wissenschaftlichen Untersuchungen wird immer wieder ein Zusammenhang zwischen Misshandlung bzw. Missbrauch und einer desorganisierten/desorientierten Form von Bindung festgestellt (Rygaard, 2006, S. 4). Derartige traumatische Erfahrungen zerstören die Bindungssicherheit und der Säugling oder das Kleinkind kann keinerlei Bindungsstrategien entwickeln. Es kommt zu einem desorganisierten Bindungsverhalten (Petersen, 2007).

Auch traumatische Kriegserfahrungen können zu diesem Bindungsmuster führen. Petersen weist jedoch ausdrücklich darauf hin, dass ein diesbezügliches Nachfragen nur mit größter Behutsamkeit und Feinfühligkeit erfolgen darf, weil dadurch die erlebten Ängste erneut ausgelöst werden können. Das kann zu psychoseähnlichen Angst- und Panikreaktionen führen (Petersen, 2007).

Charakteristisch bei Angehörigen und Patient*innen mit einem desorganisierten Bindungsverhalten ist das Fehlen von adäquaten Bewältigungsmechanismen (Müller, 2018, S. 41). Bei Menschen mit desorganisiertem Bindungsmuster, bei Patient*innen wie auch bei ihren Angehörigen, muss mit unangemessenen, mitunter auch bizarren Verhaltensweisen gerechnet werden, schwankend zwischen Panik, Angst und Aggression. Das Verhalten ist kaum voraussagbar. Hier sind die Pflegepersonen gefordert, den vielleicht nur schwer verständlichen Verhaltensweisen mit Mitgefühl und dem gebotenen Respekt zu begegnen und jegliche Form der Abwertung zu vermeiden.

In den Gesprächen mit den Angehörigen fallen häufig das große Ausmaß von Angst bis hin zur Panik und auch eine ausgesprochene Labilität auf.

Für das betreuende Team stellt die Unterstützung dieser Familien eine beträchtliche Herausforderung dar. Es bedarf einer guten Absprache innerhalb des Teams und oft auch supervisorischer Begleitung.

Die Angehörigen wie auch die Patient*innen brauchen klare, verlässliche Abmachungen und Strukturen, absolut klare Grenzen und bestmögliche Kontinuität in der Betreuung. Konstante Pflegebeziehungen sind von besonderer Bedeutung, wie auch das Mit-Aushalten starker emotionaler Schwankungen. Für Menschen mit desorganisiertem Bindungsverhalten ist ein sicheres Bindungsangebot von besonderer Bedeutung. Mit einem sicheren Bindungsangebot können die Betreuenden zu einer korrigierenden Bindungserfahrung verhelfen, indem sie auf die Bedürfnisse, nicht nur der Patient*innen, sondern auch der Angehörigen aufmerksam und liebevoll, aber auch klar strukturiert und Grenzen aufzeigend reagieren (Petersen, 2007).

Unterstützung durch ein sicheres Bindungsangebot

Um Patient*innen und Angehörige durch ein sicheres Bindungsangebot zu unterstützen, empfiehlt es sich, auf folgende Aspekte besonders zu achten:

- Zuverlässige Präsenz, vereinbarte Zeiten einhalten;
- Mitgefühl und feinfühlige Haltung der Pflegeperson;
- Angehörige als Partner*innen in der Betreuung respektieren;
- Achtung vor der Kompetenz der Angehörigen;

- proaktiv Information bieten und wiederholte Ermutigung, Fragen zu stellen;
- den Emotionen der Angehörigen wertschätzend und respektvoll begegnen;
- Respekt vor den individuellen Bewältigungsstrategien zeigen;
- Körperkontakt beruhigt das aktivierte Bindungssystem (Brisch, 2012), daher kann ein angemessener Körperkontakt hilfreich sein, z. B. die Hand auf den Arm oder die Schulter legen;
- Angehörige auf Wunsch in die Pflege miteinbeziehen;
- Interesse am Befinden der Angehörigen. Oft werden sie gefragt, wie es der Kranken geht und nur selten erkundigt sich jemand „Wie geht es Ihnen?";
- Familiengespräche anbieten.

Notrufklingel als Bindungssignal

In ihrer bindungspsychologischen Feldstudie zum Konzept der Feinfühligkeit in der Palliativversorgung haben Cécile Loetz und Jakob Johann Müller (2016) die Patientenklingel als Bindungssignal beschrieben. Angst und Kontaktbedürfnis spiegeln das menschliche Grundbedürfnis nach Nähe und Sicherheit in der Beziehung zu anderen wider. So benutzen die Patient*innen die Klingel nicht nur, um sich ein Getränk bringen zu lassen oder um eine Schmerztablette zu bitten, sondern auch um nachzusehen, „ob noch jemand in der Station ist", wie es eine Patientin bei einem Klingelsignal in den Abendstunden formulierte (Loetz, Müller, 2016, S. 131). Es ist daher unbedingt erforderlich, in jedem Fall möglichst rasch auf das Läuten der Patient*innen und der Angehörigen zu reagieren, um Sicherheit zu vermitteln.

Besteht ein besonders hohes Bindungsbedürfnis, empfiehlt sich ein wiederholtes, spontanes Nachfragen der Pflegeperson, ob etwas gebraucht wird – ohne dass die Patientin danach fragen oder dafür das Rufsystem aktivieren muss. Erfahrungsgemäß gewinnen die Patient*innen dadurch rasch an Sicherheit und Vertrauen.

Bindung ist ein Grundbedürfnis. Es ist daher wichtig, dass Pflegende sichere Bindungsangebote machen können, und es ist entscheidend, ob es den Pflegepersonen gelingt, den Patient*innen und deren Angehörigen gleichsam eine „sichere Basis" zu bieten. Im feinfühligen und respektvollen Kontakt mit den Pflegepersonen wird den Angehörigen Sicherheit vermittelt, und sichere Angehörige tragen ihrerseits ganz wesentlich zur emotionalen Stabilität der Patient*innen bei.

Lösen von Bindungen

Das Sterben stellt die ultimative und endgültige Trennungssituation dar, gleichzeitig wird das Bindungssystem durch den drohenden Verlust in besonderer Weise aktiviert. Das Lösen von Bindungen ist die große Aufgabe im Sterben. Hinsichtlich der Trennung und Lösung von Bindungen scheint es einen Zusammenhang zwischen frühkindlichen Beziehungserfahrungen und dem Beziehungserleben am Lebensende zu geben. Die Muster frühkindlicher Bindungserfahrungen werden durch die Sterbesituation erneut wachgerufen und haben einen maßgeblichen Einfluss auf das Erleben im Sterben. Auch scheinen Elemente aus der Kindheit am Lebensende wiederholt und wiedererlebt zu werden (Müller, 2018).

Durch bindungstheoretisches Grundwissen und feinfühlige Zuwendung können Pflegende den sterbenden Patient*innen und ihren Angehörigen eine sichere Basis bieten und sie damit in der letzten und wohl größten Aufgabe, dem Lösen von Bindungen, unterstützen.

Angehörige in der häuslichen Pflege

Vieles von dem, was in diesem Kapitel beschrieben wird, gilt nicht nur für pflegende und betreuende Angehörige in der häuslichen Versorgung Schwerkranker, sondern ebenso für Angehörige von Patient*innen in stationärer palliativer Betreuung. Unabhängig vom

Betreuungskontext sind Angehörige und Bezugspersonen der Patient*innen besonderen Anforderungen und Belastungen ausgesetzt. Die Berücksichtigung ihrer Bedürfnisse ist daher ein wichtiger Aspekt palliativer Betreuung.

Unter dem Begriff „pflegende Angehörige" (Payne et al., 2013) werden, wie eingangs erwähnt, jene Personen verstanden, die einen signifikanten, nicht professionellen oder unbezahlten Beitrag zur Betreuung und Begleitung einer Patientin während fortgeschrittener Erkrankung und in der Sterbephase leisten. Wenn im Folgenden vorwiegend die Begriffe „Angehörige" und „Familie" verwendet werden, so gelten diese Bezeichnungen jedoch auch für alle anderen Bezugspersonen, die häusliche Pflege- und Betreuungsarbeit leisten. Dies kann auch auf die sogenannten 24-Stunden-Betreuer*innen zutreffen.

Viele, wenn nicht sogar die meisten schwerkranken Menschen wünschen sich, am Ende ihres Lebens zu Hause betreut und gepflegt zu werden (Gomes et al., 2012). Der Wunsch, bei schwerer Erkrankung zu Hause betreut zu werden und auch in der vertrauten Umgebung zu sterben, erfordert ein stabiles soziales Umfeld, das dazu bereit und auch in der Lage ist, Betreuung und Pflege zu übernehmen. Sehr viele Angehörige möchten dem Wunsch der Patientin, bis zuletzt zu Hause betreut zu werden, entsprechen. Die Statistiken zu den Sterbeorten (Statistik Austria, 2020) zeigen jedoch, dass nur relativ wenige Menschen bis zu ihrem Lebensende zu Hause betreut werden und etwa 70 % der Patient*innen versterben letztlich in Institutionen wie Krankenhäusern und Pflegeheimen.

Trotzdem verbringen Patient*innen mit terminalem Krankheitsverlauf laut Stajduhar et al. (2010, S. 574) die meiste Zeit ihres letzten Lebensjahres zu Hause in der vertrauten Umgebung. Das bedeutet, dass ihre An- und Zugehörigen gefordert sind, in zunehmendem Maß auch komplexe Pflege- und Betreuungsaufgaben zu übernehmen.

In Österreich werden derzeit über 80 % aller pflegebedürftigen Menschen im familiären Umfeld gepflegt. Das bedeutet, dass rund 10 % der österreichischen Bevölkerung, insgesamt fast eine Million Personen, in die Pflege und Betreuung eines Angehörigen involviert sind. Hinzu kommen etwa 42.700 sogenannte Young Carers, Kinder und Jugendliche im Alter von 5 bis 18 Jahren, die Betreuungs- und Pflegeaufgaben übernehmen. Die größte Gruppe der pflegenden Angehörigen ist jedoch bereits älter als 60 oder sogar älter als 70 Jahre. Das bedeutet, dass viele der pflegenden Angehörigen selbst schon betagt sind und selbst Unterstützung benötigen.

Obwohl die Anzahl der pflegenden Angehörigen tendenziell abnimmt, zeigt die Praxis, dass die Bezugspersonen der Patient*innen grundsätzlich eine hohe Bereitschaft haben, diese Verantwortung zu übernehmen, zugleich wird aber auch deutlich, dass sie die Tragweite einer Entscheidung zur Übernahme der Betreuung eines schwerkranken Menschen häufig nicht realistisch einschätzen.

Angehörige tragen die Hauptlast der häuslichen Pflege weitgehend alleine und sie sind gefordert, dabei verschiedene, teilweise einander widersprechende Rollen zu erfüllen. Häusliche Pflege ist anspruchsvoll und fordernd. Es sind zumeist die Frauen in der Familie, die, zunächst vorübergehend, Pflege- und Betreuungsaufgaben übernehmen. So geraten gerade Töchter und Schwiegertöchter leicht in die Rolle der Hauptpflegeperson, ohne diese reflektiert zu haben und ohne sich des Ausmaßes der damit verbundenen Konsequenzen bewusst zu sein. Gröning begründet das damit, „dass sich Frauen aufgrund der jetzigen gesellschaftlichen Bedingungen und vor dem Hintergrund der geschlechtsspezifischen Sozialisation dem normativen Anspruch zur Pflegeübernahme einfach schlechter entziehen können als Männer“ (Gröning et al., 2004, S. 51).

Auch bei den pflegenden Kindern und Jugendlichen sind fast 70 % weiblich (Nagl-Cupal et al., 2018). Studien zeigen, dass Frauen, die häusliche Pflegearbeit leisten, einem wesentlich höheren Burnout-Risiko ausgesetzt sind als Männer in ähnlicher Situation und sie erhalten auch deutlich weniger Unterstützung aus ihrem Umfeld als männliche Betreuer (Payne, Grande, 2013). Während einem pflegenden Mann nicht nur gesellschaftliche Bewunderung und Wertschätzung, sondern auch praktische Unterstützung sicher ist, gilt es bei Frauen nahezu als selbstverständlich, dass sie die häusliche Pflege eines schwerkranken Familienmitgliedes leisten.

Vor allem für berufstätige Frauen bedeutet die Übernahme der häuslichen Betreuung einer schwerkranken Angehörigen eine enorme zusätzliche Belastung. Sie leisten komplexe Pflegearbeit, ohne die dafür erforderliche Ausbildung zu haben, und die emotionale Nähe zur Kranken erweist sich vielfach als zusätzlicher Belastungsfaktor. Nimmt der Pflegebedarf zu, sind die Frauen aufgrund fehlender Vereinbarkeit von Betreuungsarbeit und Beruf meist dazu gezwungen, ihre Erwerbstätigkeit aufzugeben – mit entsprechend nachteiligen Folgen für ihre berufliche Biografie. Pflegende Angehörige fühlen sich offenbar auch einem gewissen Leistungsdruck ausgesetzt und sie interpretieren es als persönliches Versagen, wenn ihnen die Vereinbarkeit von Erwerbs- und Pflegearbeit nicht gelingt (Arksey, 2002). Hinzu kommt, dass das „zu Hause bleiben bis zuletzt" vielfach idealisiert wird und die mit der häuslichen Betreuung verbundenen Belastungen und komplexen Herausforderungen häufig unterschätzt werden.

Zahlreiche Studien belegen, dass die Übernahme der häuslichen Betreuung eines schwerkranken Familienmitgliedes mit einem hohen Risiko gesundheitlicher Beeinträchtigungen für die pflegenden Angehörigen verbunden ist (Stajduhar et al., 2010).

Aufgrund der Anforderungen durch die häusliche Betreuung schwerkranker Patient*innen sind pflegende Angehörige nicht nur körperlichen Belastungen ausgesetzt, sie erleben häufig auch ein beträchtliches Maß an emotionalem Stress und psychischen Belastungen. Das kann zu psychischen Erkankungen wie Depressionen oder auch zu posttraumatischen Belastungsstörungen führen. (Rumpold et al., 2016). Es ist davon auszugehen, dass etwa jede und jeder Fünfte pflegende Angehörige unter schweren Belastungen durch die häusliche Pflege und Betreuung leidet.

Untersuchungen zeigen aber auch, dass sich ein Großteil der pflegenden Angehörigen bereits zu Beginn der Pflegesituation in einem schlechten psychosozialen Zustand befindet, was sich in der Folge durch die Pflegetätigkeiten verstärkt (Hudson et al., 2011).

Der Belastungsgrad hängt auch davon ab, ob sich die häusliche Pflegesituation plötzlich oder schleichend ergibt. So stellt eine plötzlich auftretende Pflegeaufgabe die Angehörigen oft vor schier unlösbare organisatorische Probleme. Der Krankheits- und Pflegeverlauf bei Palliativpatient*innen ist oftmals durch eine hohe Dynamik gekennzeichnet. Insbesondere bei Vorliegen einer Tumorerkrankung haben die Zugehörigen selten die Chance, in ihrer neuen Rolle anzukommen und eine gewisse Normalität und Routine im Pflegealltag zu entwickeln. Immer wieder sind sie gezwungen, sich der sich ständig verändernden Lebenssituation anzupassen, was ein Höchstmaß an Kraft und Flexibilität erfordert (Uebach, 2014).

Das Belastungserleben der Betreuenden ist aber auch von der Art der emotionalen Beziehung zur pflegebedürftigen Person abhängig. Je distanzierter die Beziehung zwischen Patient*innen und ihren informellen Betreuungspersonen ist, umso größer ist die Wahrnehmung der aus der Betreuungsaufgabe erwachsenden Belastungen. Wenn die Übernahme der Pflege aufgrund einer vermeintlichen oder tatsächlichen Verpflichtung erfolgt, werden die damit verbundenen Herausforderungen mit Sicherheit anders bewertet als beispielsweise bei der pflegerischen Betreuung im Rahmen einer Liebesbeziehung. Die Motivation zur Übernahme einer häuslichen Pflege ist unterschiedlich.

Motivation zur Übernahme häuslicher Pflege

Viele Angehörige übernehmen die Fürsorge aufgrund von Bindung, Loyalität und Solidarität. Manche betrachten ihre Bereitschaft zur Übernahme der häuslichen Fürsorge als moralische Pflicht oder auch schlicht als Selbstverständlichkeit. Möglicherweise sind aber auch frühere gegebene Versprechen oder erlebte negative Erfahrungen mit institutioneller Versorgung ausschlaggebend dafür, dass Angehörige die häusliche Betreuung übernehmen (Stajduhar, Davies, 2005). Mitunter sind auch Schuldgefühle der Patientin gegenüber, finanzielle Aspekte oder der Erwartungsdruck des familiären Umfeldes entscheidende Faktoren für die Übernahme der Pflege und Betreuung. Damit scheint die Übernahme dieser Verantwortung oft weniger die Konsequenz eines aktiven Entscheidungsprozesses zu sein, sondern ein eher unreflektiertes Erfüllen von Erwartungen (Kunstmann, 2010, S. 486).

Mitunter sind pflegende Angehörige dann ambivalenten Gefühlen ausgesetzt. Zum einen möchten sie dem Wunsch des Schwerkranken und den Erwartungen der Familie entsprechen, andererseits haben sie den Eindruck, im Entscheidungsprozess für oder gegen die häusliche Versorgung letztlich keine Wahl zu haben (Luijkx, Schols, 2009).

Die häusliche Pflege und Betreuung wurde übernommen weil ...

- 74 % es für selbstverständlich hielten
- 55 % eine starke emotionale Verbindung spürten
- 50 % ein Gefühl der Verpflichtung empfanden
- 17 % keine andere Möglichkeit hatten
- für 17 % die Kosten für eine professionelle Pflege zu hoch waren
- es bei 16 % keine bewusste Entscheidung war
- es bei 10 % die religiöse Überzeugung erforderte
- in 7 % der Fälle er/sie zur Familie gehört
  (Nagl-Cupal et al., 2018)

Wenn Angehörige sich gezwungen sehen, eine häusliche Betreuungsverpflichtung zu übernehmen, werden die sich daraus ergebenden Belastungen aus nachvollziehbaren Gründen als größer wahrgenommen als bei der freien Entscheidung zur Übernahme der Pflege und Betreuung eines schwerkranken Familienmitgliedes.

Häufig sind es zunächst kleine, als selbstverständlich wahrgenommene, unterstützende Maßnahmen, die Angehörige leisten, aber mit dem Fortschreiten der Erkrankung steigt der Pflegebedarf kontinuierlich. Der Übergang von der üblichen, alltäglichen Fürsorge zur Pflege verläuft oft schleichend und viele Angehörige nehmen sich selbst zunächst gar nicht bewusst in der Rolle als Pflegende wahr. So geraten sie mitunter, unabhängig von ihrer Eignung oder ihrem Wunsch, allmählich oder auch plötzlich, in die Rolle der Hauptpflegeperson. Die Dauer der häuslichen Pflegesituation ist wie auch ihr Verlauf hinsichtlich der Intensität der Pflege meist nicht abschätzbar. Pflegende Angehörige befinden sich daher permanent in einer von Unsicherheit geprägten Situation. Das mögliche Auftreten von krisenhaften Situationen verstärkt die Wahrnehmung von genereller Unsicherheit. In Anlehnung an die Bedürfnispyramide nach Maslow (Zalenski, Raspa, 2006) gilt das Erleben von Sicherheit aber als ganz wesentlicher Faktor für Lebensqualität.

Angehörige zeigen meist ein ausgesprochen hohes Maß an Verantwortlichkeit (Linderholm, Friedrichsen, 2010), und selbst massiv belasteten Angehörigen fällt es schwer, sich aus einer einmal übernommenen Pflegeaufgabe wieder zurückzuziehen.

Wenn die Tage und zunehmend auch die Nächte von den Bedürfnissen der Kranken bestimmt sind und Angehörige kaum oder gar keine Möglichkeiten einer Auszeit haben, können die körperlichen, emotionalen und psychischen Belastungen durch die Betreuungsaufgabe dazu führen, dass sie selbst zu Patient*innen werden. Erschöpfung, Ängste, Depressionen und anhaltende Niedergeschlagenheit sind häufige Reaktionen. Diese Belastungen, in der Fachliteratur als „Caregiver Burden" (Nelson Bialon, Cole, 2012) bezeichnet, nehmen mit Fortschreiten der Erkrankung und mit der Intensität der Pflegebedürftigkeit der Patientin zu und erreichen in der Terminalphase ihren Höhepunkt.

Zu den besonderen Risikofaktoren und Verstärkern für die Entwicklung eines solchen Erschöpfungssyndroms bei pflegenden Angehörigen zählen:

- Unfreiwillige Übernahme der Pflege- und Betreuungsverantwortung;
- haupt- oder alleinverantwortlich zu sein, fehlende professionelle Unterstützung;
- keine oder zu geringe Pausen, zu wenige Zeiten der Ruhe und Distanz;
- mangelnde Selbstfürsorge-Fähigkeit, geringe Aufmerksamkeit für eigene Gesundheit;
- kaum oder keine Sozialkontakte, Isolation und Einsamkeit;
- bestehende Depression, depressive Symptome oder anhaltend gedrückte Stimmung;
- geringe Coping-Strategien, reduzierte Fähigkeit, Hilfe zu suchen und anzunehmen (Stajduhar, Davies, 2005);
- Konfrontation mit Leid und Angst vor dem drohenden Verlust;
- ausgeprägte Schuldgefühle, das Gefühl, nicht genug für die Kranke tun zu können;
- Störungen im Schlaf-Wachrhythmus, Schlafmangel und Schlafstörungen (Adelmann et al., 2014);
- finanzielle Belastungen, Götze et al. (2014) beschreiben einen deutlichen Zusammenhang zwischen Erschöpfungs- und Überlastungssymptomen und finanziellen Belastungen.

Mehrere dieser Risikofaktoren stellen zugleich auch einige der bekannten Folgen eines Erschöpfungssyndroms dar. So können etwa Schlafstörungen oder eine bestehende Depression sowohl Auslöser als auch Resultat einer Caregiver Burden sein. Es ist daher bedeutsam, dass professionell begleitende Teams, wie etwa die Hauskrankenpflege, Signale einer drohenden Erschöpfung bei Angehörigen möglichst frühzeitig erfassen.

Eine systematische Erfassung der Belastung pflegender Angehöriger mit geeigneten Assessment-Instrumenten muss daher als verpflichtend betrachtet werden. Zu empfehlen sind verschiedene, bewährte Assessment-Instrumente, wie etwa der Zarit Burden-Fragebogen (Seng et al., 2010), das Carers' Alert Thermometer (CAT) (Knighting et al., 2015) oder der modifizierte Caregiver Strain Index (Kruithof et al., 2015).

Warnsignale, die auf eine zunehmende körperliche und seelische Erschöpfung hinweisen, sind:

- Energiemangel, Schwächegefühl und chronische Müdigkeit;
- das Gefühl der Überforderung, dass einem alles zu viel ist;
- Nervosität und innere Unruhe, Schlafstörungen;
- Niedergeschlagenheit, Hoffnungslosigkeit;
- Gefühl innerer Leere, Gefühlslosigkeit, Gedanken der Sinnlosigkeit;
- Angstgefühle, Schuldzuweisungen, Gereiztheit, Gefühle von Wut und Ärger;
- Vermeiden von Kontakten mit anderen Menschen, sozialer Rückzug;
- Magen-Darm-Beschwerden, Herz-Kreislauf-Störungen, anhaltende Kopf- oder Rückenschmerzen.

Wenn diese alarmierenden Anzeichen einer drohenden Erschöpfung nicht erkannt werden und nicht entsprechend rasch Entlastung geboten wird, kann sich daraus ein ausgeprägtes Fatigue-Syndrom entwickeln. Eine schon ältere Studie von Jensen und Given (1993) zeigte, dass 53 % der befragten pflegenden Angehörigen unter anhaltender Fatigue leiden. Der Grad dieser Erschöpfung korreliert mit dem Ausmaß, in welchem die Tage und Nächte der Angehörigen durch die Bedürfnisse der Kranken bestimmt sind. Um an den Anforderungen einer häuslichen Pflege nicht zu zerbrechen und physisch wie psychisch gesund zu bleiben, ist es daher unerlässlich, dass pflegende Angehörige regelmäßige Auszeiten haben und auch, dass sich die Verantwortung für die Versorgung der Kranken auf mehrere Personen aufteilt. Ebenso stellen eine frühzeitige psychosoziale und praktische Unterstützung der pflegenden Angehörigen durch professionelle Hauskrankenpflege oder Palliativteams eine wesentliche Form der Entlastung dar. Statistische Erhebungen belegen aber, dass 78 % der pflegenden Angehörigen keine professionellen Dienste in Anspruch nehmen (Bundesministerium für Arbeit, Soziales und Konsumentenschutz, 2016; Nagl-Cupal et al., 2018).

Wie von Payne und Grande (2013) beschrieben, belegen auch Gallicchio et al. (2002), dass Frauen gegenüber Männern ein 2-fach erhöhtes Risiko tragen, in derartige Erschöpfungszustände zu geraten. Auch hier liegt der Grund vor allem in den herrschenden traditionellen Rollenbildern. Männer sind, anders als Frauen, keinem sozialen Erwartungsdruck ausgesetzt, die Pflege zu übernehmen. Auch kann grundsätzlich davon ausgegangen werden, dass „Männer die Übernahme einer Pflegeverantwortung eher reflektieren können, während bei Frauen ein verinnerlichtes Gefühl der Verpflichtung dazu besteht, welches weniger Raum für Reflexion zulässt", wie Langehennig (2012, S. 22) schreibt.

Als Konsequenz andauernder Überlastung kann das Erfüllen der Fürsorgepflichten dazu führen, dass die pflegenden Angehörigen selbst erkranken, sie werden zu Sekundärpatient*innen und nicht selten werden sie in Folge selbst pflege- und betreuungsbedürftig (Bold, Deußen, 2013, S. 109).

> *„In der Pflege meines Mannes ist nicht nur mein Körper, sondern auch meine Seele kaputtgegangen."*
>
> (Aussage einer pflegenden Angehörigen)

Durch das Gefühl, immer da sein zu müssen, werden die sozialen Kontakte stark eingeschränkt und die Gefahr der Isolation droht

(Stenberg et al., 2012, S. 917). Pflegende Angehörige leiden unter dem Gefühl des „Angebundenseins" und der Wahrnehmung, permanent verfügbar sein zu müssen, ohne Zeit für sich selbst zu haben. Pflegende Angehörige fühlen sich den Patient*innen gegenüber jedoch fürsorglich verpflichtet und es fällt ihnen oft schwer, die Verantwortung für die Betreuung auch nur kurzfristig anderen zu übergeben. Es ist nachvollziehbar, dass überlastete und überforderte Angehörige kaum dazu in der Lage sein werden, eine adäquate, Sicherheit und Geborgenheit vermittelnde Betreuung zu bieten. Pflegende Angehörige tragen die gesamte Verantwortung (Brobäck, Berterö, 2003), viele sind 24 Stunden für die Patientin zuständig, und das 7 Tage in der Woche, über Monate und manchmal auch über Jahre. Oft haben sie kaum Rückzugs- und Erholungsmöglichkeiten, sie fühlen sich tatsächlich alleine verantwortlich und als „immer im Dienst" (George et al., 2003).

> *„Was ich dringend brauche, ist Ruhe, ich müsste mich körperlich und auch emotional ausruhen können. Aber ich finde keine Ruhe, nicht wenn ich bei ihm bin, und erst recht nicht, wenn ich nicht bei ihm bin. Deshalb kann ich auch nicht aus dem Haus gehen."*
>
> (Aussage einer pflegenden Angehörigen)

Die ständige Sorge um einen kranken Menschen kann bei pflegenden Angehörigen zu permanenter Anspannung, zu Unsicherheit und zu Ängsten führen. Viele pflegende Angehörige erleben ein für sie schier unerträgliches Ausmaß des Gebrauchtwerdens und leiden unter dem permanenten Gefühl des Angebunden-Seins. Die Aufrechterhaltung sozialer Kontakte fällt pflegenden Angehörigen meist sehr schwer. Das führt dazu, dass sie Isolation und Einsamkeit erfahren – in einer Situation, in der sie der Unterstützung und des Beistandes bedürften.

Die Haltung, dass die Pflege- und Betreuungsaufgabe innerhalb der Familie bewältigt werden muss und auch die Tatsache, dass sich pflegende Angehörige häufig gar nicht als legitime Adressaten möglicher Unterstützungsangebote betrachten, führt dazu, dass sie oft lange zögern, Hilfe anzunehmen.

Die Einsamkeit pflegender Angehöriger

Eine schwere Erkrankung eines Familienmitglieds führt zu Veränderungen im Leben aller Familienmitglieder. Für jene Angehörigen, die die Betreuung und Pflege übernehmen, trifft das natürlich auf besondere Weise zu. Die Betreuungspflichten verändern das bisher gewohnte Leben, die Partnerschaft verändert sich, soziale Kontakte nehmen ab und alles orientiert sich an den Bedürfnissen der kranken Person. Durch die Fokussierung auf die Betreuungsaufgaben kommt das eigene Leben der pflegenden Angehörigen gleichsam zum Stillstand (Chistell et al., 2023). Oft fühlen sie sich isoliert und einsam. Einsamkeit und soziale Isolation sind zwar unterschiedliche Phänomene: aber Menschen, die nicht sozial isoliert sind, können sich trotzdem einsam fühlen und Menschen, die sozial isoliert sind, fühlen sich mitunter dennoch nicht einsam (Spitzer, 2018, S. 24).

Pflegende Angehörige berichten häufig von einer zunehmenden Einsamkeit. Schalek und Stefan (2018) beschreiben die Einsamkeit als ein individuelles, unangenehmes und schmerzhaftes Gefühl, das aus unerfüllten oder unzureichend erfüllten sozialen und emotionalen Bedürfnissen in Bezug auf Beziehungen zu anderen Menschen entsteht. Nach Cacioppo und Cacioppo (2018, S. 426) ist Einsamkeit „ein individuelles Erleben, in dem eine individuelle Person sich selbst als sozial isoliert erlebt, auch wenn sie oder er mit anderen Personen zusammen ist“. Im Wesentlichen lassen sich drei Formen von Einsamkeit unterscheiden:

- Soziale Einsamkeit – die sozialen Kontakte können persönliche Bedürfnisse nicht befriedigen (Vasileiou et al., 2017)
- Emotionale Einsamkeit – Mangel an Nähe zu einer vertrauten Person, die Abnahme der partnerschaftlichen Intimität oder die

mangelnde Fähigkeit, eine enge Beziehung aufrechtzuerhalten (Gray et al., 2019)

- Existenzielle Einsamkeit – wenn sich Menschen in einer Sinnkrise befinden, weil sie keinen Raum für sich selbst oder für ihre Bedürfnisse und Ziele haben (Arrer, Fringer, 2019)

Bei pflegenden Angehörigen können alle drei Formen der Einsamkeit zutreffen. Soziale Kontakte und der Austausch mit anderen Menschen werden als bereichernd und besonders in belasteten Situationen als wohltuend wahrgenommen. Aber pflegenden Angehörigen fehlt oft schlicht die Zeit, um ihre bisherigen sozialen Kontakte aufrechtzuerhalten. Und häufig ist es ist es nicht nur die fehlende freie Zeit, sondern auch ein zunehmender Mangel an Energie, der dazu führt, dass sie sich selbst zurückziehen. Und auch dann, wenn soziale Kontakte bis zu einem gewissen Maß aufrechterhalten werden können, berichten manche pflegenden Angehörigen, dass sie sich auch in Gesellschaft anderer einsam fühlen.

Bei der Empfindung von Einsamkeit werden dieselben Hirnareale aktiviert wie bei Schmerz (Spitzer, 2018), weshalb Einsamkeit auch als bio-psycho-sozialer Stressor gilt (Pettite et al., 2015). Die Erfahrung von Einsamkeit kann bei den meist ohnehin sehr belasteten Angehörigen zusätzlichen Stress auslösen und Untersuchungen zeigen, dass der Körper in sozialer Isolation mit hochgradiger Anspannung reagiert (Staudacher, 2020). Einsamkeit ist daher ein nicht zu unterschätzender Belastungsfaktor bei pflegenden Angehörigen. Sie haben ein intensives Bedürfnis nach Austausch und häufig sind die professionell unterstützenden Dienste, wie Hauskrankenpflege oder Palliative Care Teams, ihre einzigen Ansprechpartner*innen.

> *„Ich warte immer schon auf den Hausbesuch des Palliative Care-Teams. Mit ihnen kann ich alles besprechen, ich kann sie um Rat fragen und sie haben immer ein offenes Ohr, nicht nur für meinen Mann, sondern auch für mich."*
>
> (Aussage einer Angehörigen)

Für pflegende Angehörige sind soziale Kontakte und der Austausch mit anderen sehr wichtig und am Beginn einer häuslichen Betreuung meist auch in ausreichendem Maß verfügbar. Vom Bekanntenkreis und der Nachbarschaft wird Interesse bekundet und es wird auch Unterstützung in unterschiedlicher Form angeboten. Das Interesse und auch die Hilfsangebote nehmen mit der Zeit jedoch ab. Unter zunehmender Dauer der häuslichen Betreuungssituation verlagert sich die Last der Betreuung innerhalb einer Familie meist auf eine Hauptbetreuungsperson und häufig ziehen sich auch die anderen Familienmitglieder mehr und mehr zurück. Das führt dazu, dass sich die pflegenden Angehörigen in ihrer Betreuungsverantwortung alleine gelassen fühlen oder sie haben das Empfinden, dass niemand ihre Herausforderungen und Belastungen wirklich versteht. Es kommt zu einem Rückzug, die ganze Aufmerksamkeit gilt den oft sehr anspruchsvollen Betreuungsaufgaben und pflegende Angehörige neigen dann dazu, ihre eigenen Bedürfnisse zu vernachlässigen.

Angesichts der Sorge um den Patienten erscheint das nachvollziehbar, oft ist es aber den Beginn einer gefährlichen Entwicklung. Denn nur, wenn Angehörige gut für sich selbst sorgen können, werden sie auch dazu in der Lage sein, ihren Patienten gut zu betreuen. Wenn die pflegenden Angehörigen selbst erschöpft und hoch belastet sind, Unterstützungsangebote aber nicht annehmen können, wird die häusliche Betreuung nur begrenzt möglich sein.

Wohlwollend gemeinte Aufforderungen aus dem Umfeld, die Angehörigen mögen gut auf sich achten und auch etwas für sich tun, empfinden manche Angehörige als zusätzliche Belastung. Und selbst wenn sie sich, häufig durch Außenstehende initiiert, eine kurze Auszeit erlauben, können diese außerhäuslichen Aktivitäten meist gar nicht genossen werden. (Rungg, 2022, S. 139)

In Interviews berichten Angehörige, dass die von den professionell Betreuenden eingeforderte Selbstfürsorge bei ihnen Druck und

Stress erzeugt (Rungg, 2022). Sich gegen diese Anforderung zu wehren, erfordert von manchen Angehörigen einen hohen Kraftaufwand. Das Angebot einer Auszeit muss daher stets tatsächlich nur ein Angebot sein und darf keinesfalls zu einer weiteren Verpflichtung für die Angehörigen werden.

Es erfordert daher Behutsamkeit und Einfühlungsvermögungen vonseiten der professionell Betreuenden, um die Angehörigen dazu zu ermutigen, sich kleine Pausen von der häuslichen Pflege und Betreuung zu gönnen. Wenn Angehörige die angebotene Unterstützung nicht als hilfreich wahrnehmen oder wenn sie überhaupt den Eindruck haben, dass sie keine Unterstützung brauchen, werden sie gut gemeinte Angebote nicht annehmen können.

Es kann aber als Voraussetzung für das Gelingen einer häuslichen Betreuung betrachtet werden, dass von Beginn an darauf geachtet wird, dass bestehende Sozialkontakte weiter aufrechterhalten werden, dass die Hauptbetreuungsperson regelmäßige Auszeiten in Anspruch nehmen kann und dass es regelmäßige Entlastung, z. B. durch Nachbarschaftshilfe oder ehrenamtliche Dienste, gibt.

Für pflegende Angehörige kann es sehr wichtig sein, ihre Erfahrungen und auch ihre Belastungen mitteilen zu können. Aktives, nicht wertendes Zuhören, manchmal auch im Sinne einer Klagemauer, kann wesentlich zur Entlastung der Angehörigen beitragen. Da die zeitlichen Ressourcen professionell Betreuender oft knapp sind, können ehrenamtliche Dienste hier äußerst hilfreich sein. Aber auch Selbsthilfe-Gruppen für pflegende Angehörige können eine ähnlich entlastende Funktion erfüllen, vorausgesetzt, die Betreuung des Patienten kann währenddessen von einer anderen Person übernommen werden.

Die Pflege und Betreuung eines terminal erkrankten, nahestehenden Menschen ist eine zutiefst bereichernde, aber auch äußerst belastende Erfahrung. Die Bezugspersonen der Patient*innen sind in der Position, dass sie Unterstützung geben sollen, obwohl sie selbst bedürftig sind, eventuell unter eigener Symptombelastung leiden und sich mit dem drohenden Verlust durch das Sterben des Kranken konfrontiert sehen (Kristjanson, 2004). Sie leiden mit dem Patienten mit, und in dem Wunsch, zu einem verbesserten Wohlbefinden des Kranken beizutragen, geraten die eigenen Bedürfnisse der Angehörigen in den Hintergrund (Tallmann, 2012).

Mit Fortschreiten der Erkrankung und Zunahme des Pflege- und Betreuungsbedarfes nehmen oft auch die Aufgaben der An- und Zugehörigen rasch zu. Durch den Wegfall der eigenen Erwerbstätigkeit und durch die infolge der Erkrankung entstehenden Kosten kommen für viele betreuende Angehörige außerdem beträchtliche finanzielle Belastungen hinzu. Laut Götze et al. (2014, S. 66) bedeuten finanzielle Probleme eine starke zusätzliche Belastung in der ohnehin schon schwierigen Pflegesituation. Demnach sind pflegende Angehörige mit finanziellen Belastungen signifikant erschöpfter und überlasteter als andere pflegende Angehörige (Götze et al., 2014).

Viele Angehörige sind nur unzureichend über die Möglichkeiten einer finanziellen Unterstützung, z. B. über das Pflegegeld, informiert. Hier kann das Einbeziehen einer Sozialarbeiterin einen wesentlichen Beitrag zur Entlastung der Angehörigen darstellen (siehe Teil II, S. 92).

Belastungen pflegender Angehöriger

- rund um die Uhr im Einsatz sein, kaum Zeit für sich selbst zu haben;
- Ungewissheit über die Dauer der Pflegeverantwortung und über den zu erwartenden Pflegebedarf;
- permanente Anspannung aufgrund möglicher oder zu erwartender Krisensituationen;
- Sorge um den Patienten, Verlustängste;
- Beeinträchtigung der Partnerschaft;

- Verlust der eigenen Berufstätigkeit, finanzielle Belastungen und Zukunftsangst;
- Einschränkung oder Verlust gewohnter Aktivitäten und sozialer Kontakte;
- der drohende Verlust eines vertrauten, geliebten Menschen löst verstärktes Bindungsverhalten und Angstreaktionen aus;
- hoher Anspruch an die eigene Leistungsfähigkeit, eigene Bedürfnisse werden zurückgestellt;
- Ängste, eigenen und fremden Erwartungen (des Patienten oder anderer Angehöriger) nicht zu entsprechen;
- Trauer bzw. Bedauern, gemeinsame Lebenspläne nicht mehr verwirklichen zu können;
- ist Hilfe bei der Intimhygiene erforderlich, müssen Angehörige eigene Scham- und Ekelgrenzen überwinden;
- eigene Symptombelastung, Erschöpfung, Schlafstörungen;
- im Sinne der Erhaltung des systemischen Gleichgewichts ringen die Angehörigen angesichts einer anhaltenden Ausnahmesituation um Stabilität und die Aufrechterhaltung des Alltags wird zum Kraftakt.

Während viele Angehörige die Pflege eines schwerkranken Familienmitgliedes durchaus als zutiefst positive und wertvolle Erfahrung erleben, darf nicht übersehen werden, dass häusliche Pflege und Betreuung eines schwerkranken Menschen eine enorme Herausforderung für das gesamte familiäre System darstellen. Nur wenn alle Mitglieder der Familie eine Betreuungsverpflichtung übernehmen, Hilfsangebote aus dem Freundeskreis und professionelle Unterstützung angenommen werden und wenn der Hauptpflegeperson auch regelmäßig freie Zeit zur Erholung zugestanden wird, kann die häusliche Pflege zu einer wertvollen und bereichernden Erfahrung werden. Denn die Qualität der häuslichen Betreuung von Schwerkranken misst sich nicht zuletzt daran, wie den Bedürfnissen der (pflegenden) Angehörigen entsprochen wird (Fridriksdottir et al.,

2006). Die Verantwortung für die Betreuung auf mehrere Personen aufzuteilen, bedeutet für die einzelnen Betreuungspersonen Entlastung und ein deutlich geringeres Risiko der Überforderung. Die gemeinsame Sorge um den Kranken führt oft auch zu einer tieferen Verbundenheit untereinander.

In vielen Fällen nimmt durch die gemeinsame Betreuung das Zusammengehörigkeitsgefühl in der Familie zu und auch das Aufeinander-angewiesen-Sein und gegenseitige Zuneigung werden stärker erlebt. In häuslicher Betreuung gelingt die Aufrechterhaltung des alltäglichen Lebens, der vertrauten Abläufe und Rituale besser, und trotz Fortschreiten der Erkrankung kann eher „Normalität" erlebt werden als in der stationären Versorgung des Kranken. Das Zuhause bietet Sicherheit, wenngleich auftretende Symptome und belastende Situationen diese Sicherheit immer wieder gefährden können.

Damit pflegende Angehörige möglichst gesund bleiben können und auch damit die durch die Pflege verursachten Belastungen der Angehörigen nicht zum Scheitern der häuslichen Betreuung führen, ist es wichtig, professionelle Unterstützung durch einen ambulanten Pflegedienst oder durch ein mobiles Hospiz- oder Palliativteam in Anspruch zu nehmen. Zugleich zeigt die Praxis aber, dass Angehörige aus unterschiedlichen Gründen meist lange zögern, professionelle Unterstützung beizuziehen. Hier soll noch einmal auf die bemerkenswerte Tatsache hingewiesen werden, dass ein Großteil (78 %) der pflegenden Angehörigen auf professionelle Unterstützung verzichtet.

Die Zugangsbarrieren zu Entlastungsangeboten scheinen für viele pflegende Angehörige zu hoch zu sein. Oft liegt es aber auch schlicht an mangelnden Kenntnissen über mögliche Unterstützungsangebote und an Bedenken bezüglich der Kosten, dass bestehende Angebote nicht angenommen werden (siehe Teil II, S. 92).

Das Health-Belief-Modell (Klug-Redmann, 2009, S. 19) besagt, dass Patient*innen (bzw. in diesem Fall Angehörige), erst dann Maßnahmen ergreifen, wenn sie sich persönlich gefährdet fühlen, mit negativen Konsequenzen für ihre gesundheitliche Situation rechnen müssen und wenn sie vom Nutzen der Maßnahme überzeugt sind. Dabei muss der erwartete Nutzen (für die Angehörigen) größer sein als der damit verbundene Aufwand. In der Praxis zeigt sich, dass pflegende Angehörige meist erst dann fachliche Unterstützung hinzuziehen, wenn die Pflegesituation so schwierig oder die Belastung so groß ist, dass sie diese alleine nicht mehr bewältigen können.

In manchen Fällen sind es auch die Patient*innen, die die Beiziehung eines professionellen Pflegedienstes ablehnen, weil sie die Notwendigkeit dafür nicht erkennen. So nachvollziehbar es ist, dass die Betreuung durch Bezugspersonen bevorzugt wird, so muss doch unmissverständlich darauf hingewiesen werden, dass für häusliche Pflege und Betreuung zumindest punktuell fachliche Unterstützung unabdingbar ist, um einer Überforderung des Betreuungssystems vorzubeugen. Um die aktuelle Belastung betreuender Angehöriger besser einschätzen zu können, stehen verschiedene Instrumente zur Verfügung, wie etwa der folgende, in Anlehnung an den Caregiver-Strain-Index adaptierte Fragebogen:

Fragen zur aktuellen Pflegesituation (Onega, 2013):

		Ja =1	**Nein =0**
1	Mein Schlaf ist gestört (z. B. weil der/die Pat. nachts Unterstützung braucht)		
2	Ich fühle mich belastet, weil der Betreuungsaufwand so hoch ist		
3	Ich fühle mich eingeschränkt, z. B. weil ich kaum freie Zeit habe oder weil ich immer auf Abruf sein muss		
4	Die ganze Familie muss sich an die Betreuungssituation anpassen (z. B. weil die Bedürfnisse des/der Pat. eine andere Routine erfordern)		

5	Ich musste persönliche Pläne ändern (musste z. B. Arbeitszeit reduzieren, auf Urlaub verzichten usw.)		
6	Ich fühle mich durch die Betreuung auch emotional belastet		
7	Manches Verhalten des/der Kranken ist belastend (Inkontinenz, Desorientiertheit etc.)		
8	Er/sie hat sich in seiner/ihrer Persönlichkeit sehr verändert		
9	Die Betreuung beeinflusst meine berufliche Arbeit		
10	Es ist auch eine finanzielle Belastung		
11	Manchmal mache ich mir Sorgen, wie ich das alles schaffen kann		
12	Gelegentlich fühle ich mich von den Problemen überwältigt		
13	Die Zukunft macht mir Sorgen		
14	Ich habe Angst vor Krisensituationen		
	Gesamtpunkte (max. 14 Punkte)		

Weitere validierte Assessmentinstrumente zur Erfassung der Belastung pflegender Angehöriger sind das bereits erwähnte Zarit Burden Interview – (ZBI) wovon auch ein Kurzversion verfügbar ist (Gratão et al., 2019), und die Häusliche Pflegeskala (HPS) (Graessel et al., 2014).

Es ist wichtig, eine hohe Belastung pflegender Angehöriger möglichst frühzeitig zu erfassen, um gemeinsam Strategien zur Entlastung zu entwickeln. Damit kann gesundheitlichen Problemen der Angehörigen vorgebeugt werden und ein drohender Zusammenbruch des häuslichen Betreuungssystems vermieden werden. Zu den Warnsignalen, die auf eine zunehmende körperliche und seelische Erschöpfung der Angehörigen hinweisen, zählen chronische Müdigkeit, ein anhaltendes Gefühl der Überforderung, Schlafstörungen und Nervosität. Auch zunehmende Gereiztheit, Wut oder sozialer Rückzug sind deutliche Alarmzeichen.

Angehörige als Expert*innen

In der häuslichen Pflege eignen sich die Angehörigen zunehmend Wissen über die Erkrankung und pflegerisches Können an. Sie werden zu Expert*innen für die Versorgung, sie kennen die Patientin meist sehr gut, sie wissen um ihre Vorlieben und Abneigungen. Und selbst bei sehr eingeschränkter Kommunikationsfähigkeit der Patientin können sie deren Wünsche gleichsam erraten. Oft sind es die kleinen, vertrauten und liebevollen Gesten, das Erfüllen spontaner Wünsche und das fürsorgliche Bemühen der Angehörigen, die ganz wesentlich zum Wohlbefinden der Kranken beitragen. Durch das Erlernen pflegerischer Fertigkeiten, die zunehmende Fähigkeit der Angehörigen, Symptome zu erkennen und sie richtig zu interpretieren, und auch durch immer mehr Wissen um Wirkungen und Nebenwirkungen der Medikamente steigt die Kompetenz der pflegenden Angehörigen. Dabei darf jedoch nicht übersehen werden, dass sie sich einerseits kompetent, andererseits zugleich aber oft auch hilflos fühlen. Abhängig vom Ausmaß und der Qualität professioneller Unterstützung lernen die Angehörigen in der häuslichen Pflege oft nur mittels Versuch und Irrtum. Auch wenn sie damit oft erfolgreich sind, so ist dies immer auch mit einem hohen Maß an Unsicherheit verbunden. Pflegende Angehörige äußern häufig Ängste, etwas falsch zu machen (Stajduhar, 2013, S. 659). Es ist daher besonders wichtig, dass pflegende Angehörige auf fachliche Anleitung und Schulung in pflegerischen Belangen und auf die Unterstützung eines Hauskrankenpflege- oder Palliativteams zählen können. Dabei hat sich gezeigt, dass ein rund um die Uhr telefonisch erreichbarer Bereitschaftsdienst eines professionellen Pflegedienstes die subjektive Sicherheit der Angehörigen deutlich erhöht. Und schon allein das Wissen um diese Möglichkeit wirkt sich positiv auf ihr Sicherheitsgefühl aus.

Angehörige als Mit-Betroffene

Ob eine häusliche Betreuung generell möglich ist und ob dem Wunsch vieler Patient*innen, bis zum Versterben zu Hause bleiben zu können, entsprochen werden kann, hängt vor allem davon ab, was die Angehörigen leisten können (Gomez, Higginson, 2006). Damit sind Angehörige von chronisch und schwer kranken Patient*innen einem mehrfachen Druck ausgesetzt. In der Praxis ist zu beobachten, dass das „zu Hause bleiben bis zuletzt" oft idealisiert wird und pflegende Angehörige daher trotz komplexer Belastungen weit über die Grenze des Leistbaren gehen. Selbst massiv belasteten Angehörigen fällt es oft enorm schwer, sich aus einmal übernommenen Pflegeaufgaben wieder zurückzuziehen. Häufig fällt es ihnen aber auch schon schwer, Unterstützung durch einen professionellen Pflegedienst anzunehmen. Die Gründe dafür sind vielschichtig. Sie reichen von der Haltung „das müssen wir alleine schaffen", oder „ich habe es versprochen", bis hin zu finanziellen Gründen, die verhindern, dass pflegende Angehörige rechtzeitig professionelle Unterstützung suchen. Also wird, unter zunehmend schwierigen Bedingungen, die häusliche Betreuung aufrechterhalten, oft um einen hohen Preis. Dies hat natürlich Auswirkungen, auch auf das Wohlbefinden der Patient*innen, die mit ihren pflegenden Angehörigen ein aufeinander bezogenes und wechselseitig interagierendes System bilden. Es ist nachvollziehbar, dass überlastete und überforderte Angehörige kaum dazu in der Lage sein werden, eine adäquate, Sicherheit und Geborgenheit vermittelnde Betreuung zu bieten.

Durch das Gefühl, immer präsent sein zu müssen, werden die sozialen Kontakte stark eingeschränkt und die Gefahr der Isolation droht (Stenberg et al., 2012). Diese Einsamkeit, verbunden mit der Wahrnehmung anhaltender Überforderung und hoher emotionaler Belastung, kann zu einem Verlust der Empathie-Fähigkeit führen und nicht selten ist dies auch der Wegbereiter für Gewalt. Auch Stajduhar (2013) beschreibt die soziale Isolation unter pflegenden Angehörigen als ein weit verbreitetes Phänomen. Sie verweist auch darauf, dass Angehörige sich selbst gar nicht als legitime Empfänger von Hilfe betrachten und eine mögliche Unterstützung oft auch daran scheitert. Selbst wenn Unterstützung, etwa in Form eines ehrenamtlichen Präsenzdienstes oder eines Hauskrankenpflege-Dienstes, konkret angeboten wird, fällt es manchen Angehörigen aus den genannten Gründen überaus schwer, diese entlastenden Angebote anzunehmen.

Angehörige als Sekundärpatient*innen

Wenn die Tage und zunehmend auch die Nächte von den Bedürfnissen der Kranken bestimmt sind und Angehörige kaum oder gar keine Möglichkeiten einer Auszeit haben, können die körperlichen, emotionalen und psychischen Belastungen durch die Betreuungsaufgabe dazu führen, dass sie selbst zu Patient*innen werden (Stajduhar et al., 2010). Kristjanson und Aoun (2004) bezeichnen Angehörige daher auch als „hidden patients", als Patient*innen zweiter Ordnung, denn sie benötigen oft, ähnlich wie die Patient*innen, Unterstützung und Hilfe. Erschöpfung, Ängste, Schlafstörungen, Depressionen und anhaltende Niedergeschlagenheit sind häufige Reaktionen Angehöriger auf die Belastungen in der häuslichen Pflege.

Diese Belastungen, wie bereits erwähnt auch als „Caregiver Burden" (Zarit et al., 1986) bezeichnet, nehmen mit Fortschreiten der Erkrankung und mit der Intensität der Pflegebedürftigkeit zu. Durch die erhöhte körperliche und emotionale Belastung, die permanente Unsicherheit und durch regelmäßige Unterbrechung der Nachtruhe kann es zu beträchtlichen körperlichen und psychischen Erschöpfungszuständen bis hin zu schwerwiegenden Erkrankungen kommen.

Angehörige als Bündnispartner*innen für professionell Betreuende

Für die Kranken stellen ihre Angehörigen die bedeutsamste Unterstützung dar, daher sind sie auch von den professionell Betreuenden als wichtige Bezugspersonen und Partner*innen anzuerkennen (Stenberg et al., 2012). In der häuslichen Betreuung gewährleisten Angehörige die Kontinuität der Pflege, sie verabreichen Medikamente, überwachen die Symptomlinderung und stellen auch eine überaus wichtige Informationsquelle für das professionelle Betreuungsteam dar. Angehörige beschaffen Pflegehilfsmittel und Medikamente, stellen Anträge und organisieren Arztvisiten sowie Kontrolltermine, was wie Penrod beschreibt, mitunter zu „hektischen Stundenplänen" der Angehörigen führt (Penrod et al., 2012, S. 7).

Angehörige stellen eine wertvolle und entlastende Ressource nicht nur für die Kranken, sondern auch für das professionell betreuende Team dar. Es ist daher von besonderer Bedeutung, dass den Angehörigen mit Wertschätzung und Respekt begegnet wird.

Angehörige als Trauernde

Neben den vielfältigen Anforderungen, mit denen pflegende Angehörige konfrontiert sind, darf nicht übersehen werden, dass sie nicht nur Mitbetroffene, sondern zugleich auch Trauernde sind. Sie haben nicht nur die Trauer um den Verlust des bisherigen Lebens zu bewältigen, sie erfahren auch antizipierte Trauer um den drohenden endgültigen Verlust der Patientin. Eine dänische Studie von Nielsen et al. (2016) zeigt, dass bei 15 % der 432 untersuchten pflegenden Angehörigen starke antizipierte Trauersymptome in Form eines „Pre-Loss-Syndroms" festgestellt wurden. Dabei ist den Betroffenen häufig nicht bewusst, dass die intensiv erlebten Gefühle bereits Ausdruck ihrer Trauer sind. Während bisher davon ausgegangen wurde, dass sich eine antizipierte Trauer positiv auf die Trauer nach dem Tod der Patientin auswirkt, belegt eine weitere Untersuchung von Nielsen et al. (2017) einen erschwerenden, negativen Einfluss. Ähnlich wie schon Nanni et al. (2014) gehen auch Nielsen und Kolleg*innen davon aus, dass eine starke antizipatorische Trauerreaktion einen Indikator für eine nachfolgende erschwerte Trauer darstellt.

Für die professionelle Unterstützung der betreuenden Angehörigen ist es wichtig, diese Trauerreaktionen zu erkennen und die Angehörigen in beiden Rollen, als mitbetroffene Pflegeperson und auch als Trauernde, wahrzunehmen (Brobäck, Berterö, 2003). Wenn dies gelingt und Angehörige entsprechende Unterstützung durch ein professionelles Team erhalten, können die Erfahrungen in der häuslichen Betreuung der Kranken zur Bewältigung der momentanen und auch der nachfolgenden Trauer beitragen.

Pflegende Angehörige als Leistungserbringer*innen für das Sozial- und Gesundheitssystem

Es kann davon ausgegangen werden, dass unser Gesundheitssystem ohne die Leistungen pflegender Angehöriger nicht aufrechtzuerhalten wäre. Sie leisten mit der häuslichen Betreuung einen unschätzbar wichtigen Beitrag, oft zulasten ihrer eigenen Gesundheit. Würde auch nur die Hälfte der derzeit pflegenden Angehörigen die Betreuung niederlegen, so würde das österreichische Gesundheits- und Pflegesystem vor nicht zu bewältigenden organisatorischen und finanziellen Herausforderungen stehen. Damit ist auch der ökonomische Wert häuslicher Pflege nicht zu unterschätzen. Den pflegenden Angehörigen gebührt Dank, Respekt, gesellschaftliche Anerkennung und Wertschätzung.

Empfehlungen zur Verbesserung zur Situation der häuslichen Pflege sind hinlänglich bekannt. Um Pflege und Betreuung zu Hause längerfristig leisten zu können und dabei auch gesund zu bleiben, brauchen Angehörige nicht weitere Empfehlungen, sondern ganz konkrete, praktische und psychosoziale Unterstützung sowie jede mögliche Form der Entlastung. Im Fokus professionell betreuender Teams kann daher nicht nur die Patientin stehen, das Bemühen des Teams muss sich auch auf die pflegenden Angehörigen ausweiten – es bedarf einer familienorientierten Betreuung.

Die vielfältigen Belastungen, denen pflegende Angehörige ausgesetzt sind, sind bereits umfassend erforscht, aber darüber, welche entlastenden Maßnahmen von den Angehörigen tatsächlich als wirksam erlebt werden, bedarf es noch weiterer Forschung.

Interventionen zur Entlastung pflegender Angehöriger

- Im Rahmen eines Familiengespräches kann geklärt werden, wer aus der Familie und dem näheren sozialen Umfeld neben der Hauptpflegeperson mitbetreuen und Unterstützung bieten kann. In diesen Familiengesprächen können auch die individuellen Belastungen und Bedürfnisse, sowohl der Patient*innen als auch der Angehörigen, erfasst werden. In der Praxis erweisen sich diese Gespräche vielfach als klärend und entlastend.
- Pflegende Angehörige bedürfen einer ressourcenorientierten fachlichen Beratung und Begleitung durch ein professionelles Hauskrankenpflege- oder Palliativteam. Wie die bereits erwähnte Statistik von Nagl-Cupal et al. (2018) zeigt, verzichten 78 % der pflegenden Angehörigen auf professionelle Unterstützung. Es wäre daher zu überlegen, ob eine verpflichtende Einbeziehung eines professionellen Dienstes, vor allem bei höheren Pflegestufen, zur Entlastung beitragen könnte. Dabei wäre eine Personalkontinuität in der professionellen Unterstützung vorteilhaft. Flexible, kurzfristig abrufbare Angebote für stundenweise Präsenzdienste würden einen weiteren Beitrag zur Entlastung der Angehörigen bieten.
- Die Gewährleistung regelmäßiger und ausreichender Auszeiten für die Hauptpflegeperson durch das soziale Umfeld oder durch ehrenamtliche Präsenzdienste: Diese Unterstützungsangebote würden auch der zunehmenden sozialen Isolation der Angehörigen entgegenwirken. Die Praxis zeigt, dass je früher diese Entlastungsstrategien eingesetzt werden, desto eher können sie von den Betroffenen akzeptiert werden. Da sich die Belastungen durch permanent gestörte Nachtruhe besonders negativ auf die Gesundheit pflegender Angehöriger auswirkt, wäre beispielsweise

die Möglichkeit eines anlassbezogenen, fallweisen Nachtdienstes wünschenswert.

- Wichtig wäre auch ein systematisches Assessment mit adäquaten Assessment-Instrumenten, um die Belastungen und mögliche Überforderung pflegender Angehöriger möglichst frühzeitig zu erfassen (Honea et al., 2008). Die wiederholte Einschätzung der Belastung pflegender Angehöriger ist wesentlich, um Erschöpfungszuständen im Sinne einer Caregiver Burden frühzeitig und wirksam begegnen zu können.
- Wiederholte Information, Beratung, praktische Anleitung und Hilfestellung durch professionelle Beratung: Bei Fragen oder Unsicherheit bietet die Erreichbarkeit einer telefonischen Pflegeberatung Entlastung. Auch ein pflegerischer 24-Stunden-Bereitschaftsdienst würde dazu beitragen, dass Angehörige die häusliche Pflege längerfristig leisten können.
- Vorausschauende Krisen- und Notfallplanung mit klaren schriftlichen Handlungsanleitungen und eine rund um die Uhr erreichbare telefonische Beratung stellen sicher, dass krisenhafte Situationen im häuslichen Umfeld bewältigt werden können und nicht zu einer vermeidbaren Krankenhauseinweisung führen.
- Um die finanziellen Belastungen in der häuslichen Pflege zu reduzieren, bedarf es einer Valorisierung des Pflegegeldes und höherer Zuschüsse für vorhandene Dienste und Hilfsmittel.
- Da die Vereinbarkeit von Berufstätigkeit und häuslicher Pflege für viele Angehörige ein großes Problem darstellt und die häusliche Betreuung oft an dieser Unvereinbarkeit scheitert, braucht es neue Arbeitszeitmodelle und entsprechende Unterstützung für berufstätige pflegende Angehörige.

Durch die Pflegebedürftigkeit eines Familienmitgliedes ergeben sich für die Angehörigen zusätzlich zur bisherigen Grundbelastung durch Beruf und Alltagsroutine vielfältige Aufgaben, die übernommen werden müssen. Häufig verändern sich die bisherigen Rollenverteilungen innerhalb der Familie und des sozialen Umfeldes. Angehörige sind dadurch mit der Erfordernis einer Neukonstruktion ihrer Rolle und Identität konfrontiert.

Viele Angehörige erleben die häusliche Pflege eines schwerkranken Familienmitgliedes durchaus als zutiefst positive und wertvolle Erfahrung. Dabei darf jedoch nicht übersehen werden, dass die häusliche Pflege und Betreuung eines schwerkranken Menschen eine enorme Herausforderung für das gesamte familiäre System darstellt. Nur wenn alle Mitglieder der Familie eine Betreuungsverpflichtung übernehmen, Unterstützungsangebote professioneller Dienste und auch aus dem Freundeskreis angenommen werden und nur, wenn der Hauptpflegeperson auch regelmäßig freie Zeit zur Erholung zugestanden wird, kann die häusliche Pflege zu einer wertvollen und bereichernden Erfahrung werden.

Bedürfnisse Angehöriger

Um pflegende Angehörige im Rahmen der Palliative Care im häuslichen Umfeld professionell und effektiv zu unterstützen, müssen Pflegepersonen die komplexen und individuellen Bedürfnisse und Erfahrungen von pflegenden Angehörigen verstehen können (Docherty et al., 2008).

Während für das Assessment der Belastungen pflegender Angehörige mehrere verschiedene Assessment-Instrumente zur Verfügung stehen, ist nur eine geringe Anzahl von Instrumenten verfügbar, mit denen die Bedürfnisse Angehöriger erhoben werden können. Zur Erhebung dieser Bedürfnisse wird im englischsprachigen Raum das „Carer Support Needs Assessment Tool" (CSNAT) eingesetzt (Ewing et al., 2015). In Anlehnung an CSNAT wurde von Christiane Kreyer und Sabine Pleschberger (2018) „KOMMA" als deutschsprachiges Instrument zur Selbsteinschätzung der Unterstützungsbedürfnisse Angehöriger in häuslicher Palliativbetreuung entwickelt.

Bedürfnis nach Information und Wissen

Angehörige versuchen, die Krankheit so gut wie möglich zu verstehen, dazu benötigen sie umfassende und bedarfsgerechte Information. Dies betrifft nicht nur Fragen zur Medikation und zur Symptomlinderung, sondern vor allem auch Fragen hinsichtlich der Grundpflege. Selbst einfache pflegerische Maßnahmen können für Angehörige eine beträchtliche Herausforderung darstellen. Daher sind die Vermittlung und das Training essenzieller Pflegetechniken wie Positionswechsel, Mobilisation und der Transfer der Patient*innen sowie der Einsatz von entsprechenden Hilfsmitteln eine wichtige Form der Unterstützung. Durch mangelnde Anleitung und durch die fehlende Routine in physisch anstrengenden Pflegetätigkeiten drohen betreuenden An- und Zugehörigen extreme körperliche Belastung, Verletzungsgefahr und auch eine längerfristige Beeinträchtigung der physischen Gesundheit (Rabow et al., 2004). Mangelndes Wissen über pflegerische Techniken führt dazu, dass betreuende Angehörige sich mittels „trial and error" eigene Methoden aneignen, um mit der Pflegesituation zurechtzukommen, was zusätzlich Stress und Unsicherheit hervorruft (Bee et al., 2008, S. 1379).

Bedürfnis nach Anerkennung und Wertschätzung

Angehörige leisten oft Pflege und Betreuung rund um die Uhr; sie tun dies, ohne über die entsprechende Ausbildung dafür zu verfügen, und sie leisten diese Arbeit oft bis an die Grenze ihrer Kräfte. In einer Situation, in der sie selbst enormen emotionalen Belastungen ausgesetzt sind, stellen sie eigene Bedürfnisse in den Hintergrund. Im Bemühen, das Bestmögliche für den Patienten zu bieten, müssen sie zugleich mit den eigenen Verlustängsten und der Angst vor der Zukunft zurechtkommen. Hinzu kommt die ständige Sorge, etwas falsch zu machen und den Anforderungen nicht zu entsprechen. Es ist daher von besonderer Bedeutung, dass professionelle Pflegepersonen den betreuenden und pflegenden Angehörigen Anerkennung und Wertschätzung entgegenbringen. Im Wissen um die oft sehr belastende Situation der Angehörigen kann ein Lob vonseiten der professionell Pflegenden äußerst wohltuend, ermutigend und motivierend für die Angehörigen wirken.

Bedürfnis nach Verständnis

Die in mehrfacher Hinsicht belastende Situation der betreuenden An- und Zugehörigen kann dazu führen, dass ihre Bewältigungsstrategien und ihr Verhalten mitunter unvernünftig erscheinen (siehe auch Kapitel über Bindung). Es ist wenig hilfreich, Angehörige darauf hinzuweisen, was sie „falsch" machen, sie sollten vielmehr wohlwollend und feinfühlig zu einer bedarfsgerechten Betreuung des Patienten ermutigt werden.

Eine verständnisvolle und grundsätzlich wertschätzende, respektvolle Haltung der Pflegepersonen ist eine unverzichtbare Voraussetzung für eine vertrauensvolle Zusammenarbeit mit den Angehörigen. Angehörige möchten gesehen und gehört werden, nicht nur in ihren Leistungen, sondern auch in ihren Nöten. Sie brauchen geduldige und mitfühlende Gesprächspartner*innen, die bereit sind, aktiv und wertfrei zuzuhören.

Bedürfnis nach Beistand und Unterstützung

Angehörige von Patient*innen in einer palliativen Betreuungssituation sind Mit-Betroffene mit eigenem Leid. Die Konfrontation mit dem Leid eines nahestehenden Menschen stellt einen enormen Stressor für Angehörige dar. Sie erleben Hilflosigkeit, tiefes Mitgefühl und oft auch Mitleid. Das beobachtete Leid hat immer auch einen appellativen und normativen Charakter, wie Bozzaro (2015) schreibt, und wenn eine rasche Linderung des Leidens nicht möglich ist, kann das bei den Angehörigen zu Verzweiflung führen. Sie sind dann oft nicht mehr in der Lage, zwischen dem Leid des Patienten und dem eigenen leidvollen Erleben zu unterscheiden. Es kommt gleichsam zu einer emotionalen Ansteckung, sie fühlen mit der leidenden Person mit und damit sind die Angehörigen häufig ebenso belastet wie die Patient*innen.

Angehörige bedürfen daher der emotionalen Unterstützung und des Beistandes oft in ähnlichem Ausmaß wie die Kranken. Zugleich gewährleistet die entsprechende Unterstützung, dass die Angehörigen ihrerseits dem Patienten die nötige Fürsorge und Betreuung bieten können. Die Wirksamkeit emotionaler Unterstützung der Angehörigen wird aber weitgehend davon abhängen, ob zwischen Betreuungsteam und Angehörigen eine Vertrauensbasis besteht. Denn nur dann wird es den Angehörigen möglich sein, ihre Probleme und Ängste mitzuteilen (Aitken, 2012, S. 179).

Der mitunter überhöhte Anspruch der pflegenden Angehörigen an sich selbst kann zu einem Gefühl des Nicht-Genügens führen. In manchen Fällen sind auch überzogene Erwartungen der Patient*innen die Ursache dafür, dass Angehörige an sich und an ihren Leistungen zweifeln.

Betreuende Angehörige sehen sich auch vielfachen Ängsten ausgesetzt. Neben der Angst vor dem drohenden Verlust kann es auch die Angst sein, etwas falsch zu machen, oder die Angst, nicht ausreichend Unterstützung geben zu können. Um Entlastung zu bieten, ist es wichtig, dass Pflegepersonen um die Ängste der betreuenden Angehörigen wissen. Dabei ist zu berücksichtigen, dass es manchen Angehörigen grundsätzlich schwerfällt, über ihre Sorgen und Ängste zu sprechen und damit „Schwäche" und Unterstützungsbedarf zu zeigen (siehe auch unter unsicher-vermeidende Bindung, S. 23).

Häufige Ängste Angehöriger

Angst vor der Ungewissheit – *„Was wird noch alles auf uns zukommen?"* Die meisten Angehörigen haben keine Erfahrung in der Betreuung von schwerkranken und sterbenden Menschen. Das führt oft zu großer Unsicherheit und Ängsten, etwas falsch zu machen. Hinzu kommen oft geringe Kenntnisse über das jeweilige Krankheitsbild, über zu erwartende Veränderungen und Symptome und über die medizinischen und pflegerischen Möglichkeiten zur Verbesserung des Wohlbefindens der Patient*innen. Auch die Ungewissheit, wie sich die Betreuungssituation weiter entwickeln wird, mit welchen Veränderungen zu rechnen ist und wie der Sterbeprozess verlaufen wird, wird von den betreuenden Angehörigen als belastend erlebt. Hinzu kommt, dass Angehörige häufig dramatische Ereignisse befürchten und nicht wissen, dass das Sterben meist ein langsames Aufhören der Körperfunktionen ist und oft sehr ruhig verläuft. Die Betreuung eines schwerkranken und sterbenden Menschen bedeutet für die Angehörigen das Erleben höchster Unsicherheit, verbunden mit der Wahrnehmung größter Verantwortung.

Mögliche Unterstützung: Hier ist es entscheidend, die Ängste und die Fragen der Angehörigen sehr ernst zu nehmen. Im Gespräch mit den Angehörigen kann die Pflegeperson eruieren, welche Befürchtungen die Angehörigen haben, etwa mit der Frage: „Was fürchten Sie am meisten?" Sehr häufig sind die Ängste hinsichtlich katastrophaler Ereignisse unbegründet und es kann die Angehörigen entlasten, wenn die Pflegeperson die Vorgänge, soweit möglich, erklärt. Informationen über die pflegerischen Handlungen und, wenn gewünscht, auch das Einbeziehen der Angehörigen in die Pflege des Kranken können den Angehörigen zusätzlich Sicherheit und Entlastung bieten.

Angst vor dem Leiden – *„Es ist schrecklich, sie so leiden zu sehen und nichts für sie tun zu können!"*

Einen geliebten Menschen leiden zu sehen und nichts zur Entlastung beitragen zu können, wird als äußerst schwierig erlebt, und die Befürchtung, die Patientin könnte etwa unter Schmerzen oder Atemnot leiden, zählt zu den größten Belastungen für die betreuenden Angehörigen.

Mögliche Unterstützung: Hier kann Aufklärung über die vielfältigen Möglichkeiten der Palliative Care, der Schmerztherapie und der Symptomlinderung, zusammen mit der Zusicherung von Ärzt*innen und Pflegepersonen, alles daran zu setzen, um auftretende Symptome möglichst rasch zu lindern, beruhigend wirken. Auch eine Einbeziehung der Angehörigen in die Schmerztherapie (wenn das gewünscht wird), z. B. indem sie das Schmerzassessment übernehmen, kann entlastend wirken. Es ist wichtig, dass sich Angehörige als handlungsfähig wahrnehmen, daher kann eine Anleitung z. B. zu atemstimulierender Einreibung, zu Mundpflege u. Ä. ganz wesentlich zur Entlastung der Angehörigen beitragen.

Angst vor der Hilflosigkeit – *„Ich stehe an seinem Bett und sehe, wie schwer er atmet – das ertrage ich kaum."*

Die erlebte Hilflosigkeit angesichts des Leidens eines nahestehenden Menschen ist nur schwer zu ertragen. Werden betreuende Angehörige auf diese Situationen nicht entsprechend vorbereitet, z. B. durch einen vorausschauenden Krisenplan, kann der entstehende Handlungsdruck zu unangemessenen Maßnahmen führen, wie etwa eine Notfalleinweisung ins Krankenhaus. Aufgrund ihrer Hilflosigkeit und Überforderung distanzieren sich manche Angehörige, sie meiden die Nähe zur Patientin, was in der Folge wiederum zu verstärkten Schuldgefühlen aufseiten der Angehörigen führen kann.

Mögliche Unterstützung: Pflegepersonen können Angehörige unterstützen, indem sie diese zu lindernden pflegerischen Maßnahmen anleiten, z. B. kühle Kompressen auflegen, den Mund befeuchten, atemstimulierende Einreibungen etc. Indem die Angehörigen etwas für die Patientin tun können, reduzieren sich ihre Gefühle von Hilflosigkeit und Ohnmacht. Wenn Pflegepersonen diese pflegerische Unterstützung wertschätzen, wirkt sich das zusätzlich entlastend auf die Angehörigen aus. Aber auch der Hinweis, dass schon alleine die Präsenz der Angehörigen wohltuend für die Patientin ist, kann hilfreich sein.

Angst vor Überforderung – *„Ich weiß nicht, ob meine Kraft ausreicht, ob ich das noch lange aushalten kann."*

Vor allem jene Angehörigen, die die Patient*innen oft über Monate und Jahre hinweg zu Hause betreuen, stehen in den letzten Wochen und Tagen, in denen die Pflege meist besonders intensiv wird, oft knapp vor dem körperlichen und psychischen Zusammenbruch. Wenn kein unterstützendes Netz von Mit-Betreuer*innen und kein professioneller Pflegedienst Beistand und Hilfe bieten, überfordern und verausgaben sich betreuende Angehörige oft grenzenlos. Sie erleben sich als primär, ständig und alleine verantwortlich und „immer im Dienst". Unabhängig davon, ob familiäre oder professionelle Unterstützung vorhanden ist, führt dies zum überhöhten Anspruch, ständig beim Kranken präsent zu sein (Brobäck, Berterö, 2003).

Mögliche Unterstützung: Der Angst der Angehörigen vor Überforderung kann am besten begegnet werden, indem das Unterstützungsnetz dichter geknüpft wird, vielleicht auch zusätzliche Betreuer*innen miteinbezogen werden, z. B. ehrenamtliche Hospizdienste, und auch, indem konsequent für Erholungspausen der Hauptbetreuungsperson gesorgt wird. Vielleicht können weitere Familienmitglieder zumindest Präsenzzeiten übernehmen oder es kann Nachbarschaftshilfe aktiviert werden.

Wenn aber der Anspruch der Angehörigen besteht, die Betreuung alleine schaffen zu wollen, so kann dies auch eine Strategie darstellen, die Kontrolle zu behalten (Kreyer, Pleschberger, 2014). Häusliche Pflege ist von wechselnden Anforderungen und Unsicherheiten geprägt und das Bedürfnis Angehöriger nach Kontrolle kann daher auch als ein Versuch der Entlastung betrachtet werden. Wird die Unterstützung durch ein professionelles Hauskrankenpflege- oder Palliativteam angenommen, erfahren die Angehörigen dies oft wie eine sichere Basis, die das Gefühl von Kontrolle über die meist als bedrohlich empfundene Situation vermitteln kann. Es ist auch wichtig, den Angehörigen so viel Kontrolle über die Situation wie möglich zu gewährleisten und die vielleicht nur schrittweise Akzeptanz von Unterstützung zu respektieren.

Angst davor, etwas Wesentliches zu versäumen – *„Vielleicht wäre es doch besser, wenn sie noch einmal ins Krankenhaus gebracht würde. Dort könnte sie Infusionen und vielleicht auch künstliche Ernährung bekommen."* Manche betreuende Angehörige werden von dem subjektiven Gefühl gequält, Wichtiges versäumt und vielleicht auch nicht alle medizinischen Möglichkeiten ausgeschöpft zu haben. In der Hoffnung, dass durch medizinische Maßnahmen das Fortschreiten der Erkrankung verhindert werden könnte, befürworten Angehörige mitunter die Überweisung der Patientin in ein Krankenhaus.

Mögliche Unterstützung: Auch hierbei ist es wichtig, diese Ängste nicht nur ernst zu nehmen, sondern auch durch sachliche Informationen und Einbeziehen der Angehörigen für Entlastung zu sorgen. Wiederholte Hinweise, dass die Patientin zu Hause bestens versorgt und betreut ist, werden als hilfreich erlebt und können den Angehörigen Sicherheit vermitteln.

Angst vor dem Versagen – *„Sie wünscht sich so sehr, zu Hause bleiben zu können – aber ich weiß nicht, ob ich das schaffe."*

Betreuende Angehörige von schwerkranken Menschen stehen vor meist sehr komplexen Anforderungen, hohen emotionalen Belastungen und bisher nicht bekannten Herausforderungen. Zur Veränderung in der Rollenverteilung innerhalb der Familie und der Sorge um die Sicherstellung der Betreuung kommen die Angst vor dem drohenden Verlust und sehr oft auch die Befürchtung, dem nicht gewachsen zu sein.

Mögliche Unterstützung: Bei der Angst, den Anforderungen der Situation nicht gewachsen zu sein und den Bedürfnissen der Kranken nicht entsprechen zu können, erweist sich das Angebot einer Rufbereitschaft, z. B. durch ein mobiles Palliativteam, als hilfreich. Die Gewissheit, in ängstigenden Situationen auf einen 24-Stunden-Bereitschaftsdienst zurückgreifen zu können, vermittelt den Angehörigen oft die nötige Sicherheit. Dabei zeigt die Praxis, dass bereits das Angebot dieser Rufbereitschaft derart sicherheitsstiftend ist, dass die Angehörigen es nur selten in Anspruch nehmen müssen. Auch wiederholte Bestätigung und Anerkennung durch professionelle Pflegepersonen stärken die Angehörigen. Wichtig ist auch hier, dass sich die Verantwortung für die Pflege und Betreuung auf mehrere Personen aufteilt. Es erweist sich als entlastend für Angehörige, wenn weitere Familienmitglieder, andere nahestehende Personen oder auch ehrenamtliche Dienste in die Betreuung miteinbezogen werden.

Angst, zu anspruchsvoll zu sein – *„Es tut mir leid, dass ich schon wieder Ihre Hilfe brauche. Ich möchte Sie nicht belästigen …"*

Betreuende und pflegende Angehörige gehen meist davon aus, dass sie – anders als die Patientin – keinen Anspruch auf Hilfe und Unterstützung haben (Stajduar, Davies, 2005, S. 22).

Angehörige fühlen sich manchmal ganz der Situation ausgeliefert, und oft bemühen sie sich, sich möglichst angepasst zu verhalten und keinesfalls Kritik zu üben, um das Wohlwollen der professionellen Betreuer*innen nicht zu verlieren. Dies kann sich in vielfältigen Entschuldigungen und übertriebenen Dankbarkeitsbezeugungen den Pflegepersonen gegenüber äußern.

Mögliche Unterstützung: Es ist wichtig, dass Pflegepersonen die Kompetenz der Angehörigen wertschätzen und ihnen mit Respekt begegnen. Aber auch, wenn Angehörige sich fordernd verhalten, ist es wichtig, dahinter stets auch ihre Nöte und Ängste wahrzunehmen. Gerade in Palliative Care ist zu bedenken, dass Angehörige oft eine wochen- und monatelange Ausnahmesituation erleben. Sie sind selbst meist sehr belastet, und oft brauchen sie in ähnlichem Maße Unterstützung, Beistand und Fürsorge wie die Kranken. Zugleich ist immer wieder zu beobachten: Wenn es gelingt, die Angehörigen entsprechend zu unterstützen, dann wirkt sich das auch auf die Patient*innen stabilisierend aus.

Angst vor dem Verlust – *„Ich darf gar nicht dran denken, wo das noch hinführt."*

Einen nahestehenden Menschen zu verlieren, löst heftige Ängste aus. Der drohende Verlust kann die verbleibende gemeinsame Zeit belasten und die Angehörigen zu überfürsorglichem Verhalten motivieren. Das kann zu Spannungen zwischen ihnen und der Patientin führen und die gemeinsame Zeit überschatten.

Mögliche Unterstützung: Hier können die professionellen Begleit- und Betreuungspersonen unterstützend wirken, indem sie mithelfen, die Kommunikation zwischen Patientin und Angehörigen aufrechtzuerhalten oder in Gang zu bringen. Angehörige sollen die Möglichkeit haben, über ihre Gefühle zu sprechen, um sich innerlich auf das Sterben der Patientin vorzubereiten und damit die Verlustangst schrittweise zu bearbeiten.

Weitere belastende Faktoren für betreuende Angehörige

Machtumkehr und Rollentausch

Wenn ein Familienmitglied schwer erkrankt, verändern sich die eingespielten Rollen und Beziehungen innerhalb des sozialen Systems. So kann etwa die zuvor starke Person innerhalb der Familie erkrankungsbedingt zum „schwachen", pflegebedürftigen Familienmitglied werden. Die vormals eher schwächere Person muss nun die Betreuung und damit auch die Rolle des Stärkeren übernehmen. Das führt nicht selten zu beträchtlichen Konflikten, denn dem zuvor Starken fällt es schwer, sich nun in der Rolle des Schwachen wiederzufinden und Hilfe anzunehmen.

Es sind Lernprozesse erforderlich, um eine Neukonstruktion der Rollen und Beziehungen zu bewältigen, und die gesamte veränderte Situation stellt für die Angehörigen eine große Herausforderung dar. Die verminderte Belastbarkeit der Patient*innen zwingt sie, vermehrt Verantwortung und zusätzliche Aufgaben zu übernehmen, und es gilt, eine Balance zwischen den Bedürfnissen des Kranken und denen der gesunden Familienmitglieder zu finden. Zugleich kann die Familie in ihrer Funktion beeinträchtigt sein, wenn die Erfüllung der familiären Alltagspflichten aufgrund der Betreuungsaufgaben nicht mehr möglich ist.

Mögliche Unterstützung: Oft kann die Pflege dann durch außenstehende Personen eher akzeptiert werden als durch Familienmitglieder. Besteht eine offensichtliche Machtumkehr zwischen Patient und betreuenden Angehörigen, kann der Pflegeperson eine Art Vermittlerfunktion zukommen. Das Familiensystem braucht Unterstützung dabei, die Rollen auszubalancieren, und es gilt, das Selbstbestimmungsrecht des Kranken zu wahren und zugleich die Leistung und die Kompetenz der betreuenden Angehörigen zu achten. Mitunter kann dies einen Balanceakt erfordern, aber eine häusliche Betreuung kann nur gelingen, wenn die Bedürfnisse der Angehörigen ebenso wie die der Kranken Berücksichtigung erfahren.

Schuldgefühle

Manche Angehörige leiden unter Schuldgefühlen – angesichts des nahenden Todes erweist sich das als besonders bedrohliches Gefühl. Daher ist der Wunsch verständlich, so viel wie nur irgend möglich beim Kranken anwesend und verfügbar zu sein, die eigenen Interessen aufzuschieben und keinesfalls etwas Wichtiges zu versäumen oder einen Fehler zu machen. Die Folgen davon sind einerseits Erschöpfung und auch die Angst davor, nicht ausreichend Kraft zur Verfügung zu haben, andererseits aber auch Enttäuschung, Ungeduld, Widerstand und Frustration darüber, weil man selbst zu kurz kommt, vielleicht auch Wut auf den Kranken, dessen Betreuung so vieles fordert. Die Konsequenz dieser ambivalenten Gefühle Angehöriger sind dann oft verstärkte Anstrengungen, diese als negativ erlebten Gefühle gleichsam wieder gut zu machen.

Wenn aus unterschiedlichen Gründen die Betreuung des Patienten zu Hause nicht mehr möglich ist und eine stationäre Aufnahme unumgänglich wird, erleben die betreuenden Angehörigen dies häufig als eigenes Versagen.

Mögliche Unterstützung: Äußern Angehörige Schuldgefühle, hat es wenig Sinn, mit einem raschen Versuch der Entlastung zu reagieren, denn in der Auseinandersetzung mit der Wahrnehmung von Schuld geht es immer um einen differenzierten, vielschichtigen und lebensgeschichtlichen Komplex. Das geduldige und aktive Zuhören und eine wertfreie Annahme des Erzählten können jedoch bereits eine Form der Unterstützung für die Angehörigen darstellen. Auch das explizite Wertschätzen des Beitrages der Angehörigen zur Betreuung und der wiederholte Hinweis, wie unterstützend sie für den Kranken sind, können die Angehörigen entlasten. Entwickeln sich bestehende Schuldgefühle zu einer großen Belastung für die Betroffenen, ist das Angebot einer psychologischen bzw. psychotherapeutischen Begleitung ein wesentlicher Beitrag – nicht nur zur Unterstützung der Angehörigen, sondern zur Stabilität der gesamten Betreuungssituation.

Koalitionen und Allianzen

Eine Koalition innerhalb einer Familie bedeutet das Bündnis zweier (oder mehrerer) Personen aus der Familie, das verdeckt erfolgt. Die anderen Familienmitglieder ahnen die Verbindung, fühlen sich vielleicht auch ausgeschlossen, aber es kann familienintern nicht offen über diese Koalition gesprochen werden. Bei diesen Koalitionen innerhalb eines Familiensystems handelt es sich um eine tiefe, gefühlsmäßige Bindung, um ein Einvernehmen ohne Worte, von dem die anderen Familienmitglieder ausgeschlossen sind. Wenn nun eine Koalitionspartnerin zu sterben droht, bedeutet dies für den in Koalition stehenden Angehörigen einen noch größeren Verlust als für die anderen Familienmitglieder.

Dem gegenüber ist eine Allianz die engere Bindung zwischen zwei (manchmal auch mehreren) Personen in der Familie, über die offen gesprochen werden kann und die von den anderen auch respektiert wird. Allianzen bestehen oft nur für eine begrenzte Zeit, und meist sind sie als gemeinsamer Widerstand gegen etwas gerichtet.

In vielen familiären Systemen gibt es derartige offene oder auch verdeckte, wechselnde oder stabile Bündnisse zwischen zwei oder mehreren Mitgliedern. Wenn ein Familienmitglied schwer und lebensbedrohend erkrankt und Pflege und Betreuung benötigt, gewinnen bestehende Allianzen und Koalitionen innerhalb der Familie zusätzlich an Bedeutung. Das kann die Verteilung der Betreuungsaufgaben ebenso betreffen wie auch die Belastungen, die sich durch die schwere Erkrankung für die Familie ergeben. So wird etwa der Sohn, der sich in einem verdeckten Bündnis mit der pflegebedürftigen Mutter befindet, den drohenden Verlust noch stärker empfinden als seine Schwester, die außerhalb dieses Bündnisses steht.

Mögliche Unterstützung: Es ist wichtig, dass Koalitionen und Allianzen innerhalb des sozialen Systems erkannt werden, z. B. durch die Erstellung eines Familien-Genogramms (siehe S. 117 ff.), um besondere Bindungen und sehr belastete Angehörige zu identifizieren und sie in besonderer Weise zu unterstützen. Dies kann durch erhöhte Aufmerksamkeit, Einbeziehen in die Pflege und auch durch das Angebot einer psychologischen Begleitung erfolgen.

Konflikte

Eine schwere Erkrankung löst bestehende Konflikte innerhalb der Familie nicht, im Gegenteil: Sie kann bestehende Spannungen im Beziehungsgeflecht verschärfen. Alte Schuldgefühle und Belastungen aus vergangenen Tagen können in dieser Situation erneut aufbrechen. Die Stärken und Schwächen der einzelnen Familienmitglieder im Umgang mit der Begrenztheit des Lebens treten zutage, und in einer Zeit, in der die Familienmitglieder verstärkt auf gegenseitige Unterstützung und Zusammenhalt angewiesen sind, werden aufbrechende Konflikte als besonders bedrohlich erlebt. Zugleich sind die Ressourcen der Beteiligten zur Konfliktlösung angesichts der aktuellen Belastungen begrenzt und das Einfühlungsvermögen in die Situation des anderen wird durch die eigene emotionale Belastung erschwert. Aber auch durch den Versuch, die anderen zu schonen, können Missverständnisse und Konflikte entstehen.

Mögliche Unterstützung: Bei Familien mit ungeklärten, aufbrechenden Konflikten besteht die Gefahr, dass Pflegepersonen in komplizierte Familienkonflikte hineingezogen werden, oft ohne dies gleich zu bemerken. Wesentlich ist jedoch, diesen Mechanismus möglichst rasch zu erkennen, um ihn nicht weiter zu nähren. Die Herausforderung besteht darin, die verschiedenen Ansichten der einzelnen Familienmitglieder nicht zu werten und den Versuch, familieninterne Konflikte zu schlichten, zu unterlassen.

Für Pflegepersonen ist es wichtig, dass sie im Sinne des Patienten handeln, aber sich zu den Konflikten nicht positionieren. Intervisionen und vor allem Supervisionen sind dabei besonders wichtig, um die erforderliche professionelle Distanz und entsprechende Handlungsfähigkeit zu erhalten.

Wenn die Dynamik des Konfliktes die Betroffenen so stark belastet, dass ihre Handlungsfähigkeit eingeschränkt und die Betreuung des Kranken erschwert wird, kann das Angebot einer psychologischen Unterstützung sehr hilfreich sein.

Isolation

Die zunehmenden Pflegebedürfnisse des Kranken beginnen alle anderen Aspekte des familiären Lebens zu dominieren, und mit der Zunahme des Pflege- und Betreuungsbedarfs erleben die Angehörigen ein steigendes Gefühl des Angebundenseins. Durch die Konzentration auf den hilfsbedürftigen Angehörigen stellen sie ihre eigenen Bedürfnisse hintan, sie fühlen sich ihm stark fürsorglich verpflichtet und es fällt ihnen schwer, die Betreuung auch nur zeitweise anderen Personen zu überlassen. Durch das Gefühl, immer da sein zu müssen, verzichten sie auf ihre sozialen Kontakte und ihr normales Leben abseits der Erkrankung (Stenberg et al., 2010, S. 917).

Auch Stajduhar (2013, S. 122) bezeichnet soziale Isolation unter pflegenden Angehörigen als weitverbreitetes Phänomen und sie verweist darauf, dass Angehörige sich neben den schwer Erkrankten nicht als legitime Empfänger*innen von Hilfe sehen und eine mögliche Unterstützung oft daran scheitert.

Durch die permanenten Fürsorgepflichten reduzieren sich soziale Kontakte, was oft zur Isolation der Betreuenden führt. Hinzu kommt oft ein Erschöpfungssyndrom als Folge langdauernder Überlastung. Die körperliche Anstrengung zusammen mit der sozialen und psychischen Anspannung kann zu Überlastungsstörungen wie emotionaler Verletzlichkeit, Unruhe, Schlaf- und Appetitstörungen und depressiven Verstimmungen führen (Meuret, 2008, S. 42). In dieser Situation fällt es den Angehörigen zunehmend schwer, gewohnte soziale Kontakte aufrechtzuerhalten. Sie geraten damit in die Einsamkeit, und nicht selten sind mobile Dienste wie die Hauskrankenpflege oder das mobile Palliativ-Team die einzigen regelmäßigen Kontakte.

Mögliche Unterstützung: Angehörigen mit dem Risiko der Isolation und Vereinsamung kann das Angebot eines ehrenamtlichen Präsenzdienstes, wie etwa durch Mitarbeiter*innen eines Hospizteams, Entlastung bieten. Aber auch festgelegte Auszeiten durch die Unterstützung anderer Familienmitglieder, durch Freund*innen oder aus der Nachbarschaft können dazu beitragen, dass die betreuenden Angehörigen ihre Kontakte zum sozialen Umfeld wenigstens zum Teil aufrechterhalten können. Betreuende Angehörige beschreiben es als äußerst wohltuend, diese oft als kraftspendend empfundenen Kontakte zu pflegen. Voraussetzung ist natürlich die Gewissheit, dass der Patient dieser Zeit zuverlässig betreut ist. In der Praxis hat es sich als sehr hilfreich erwiesen, wenn professionelle Pflegedienste die betreuenden Angehörigen nicht nur darin motivieren, diese Auszeiten in Anspruch zu nehmen, sondern bei Bedarf auch dafür sorgen, dass die vereinbarten Entlastungszeiten eingehalten werden. In manchen Fällen kann eine Art „Dienstplan" innerhalb der Familie dafür sorgen, dass es regelmäßig Zeiten gibt, in denen die Hauptbetreuungsperson zuverlässig entlastet wird.

Gegenseitiges Schonen

Vielen Angehörigen fällt es schwer, offen über die krankheitsbedingten Belastungen zu sprechen. Oft werden Gefühle, Sorgen und Ängste zurückgehalten, um die Patientin damit nicht zusätzlich zu belasten (Rothausen et al., 2023). Aber auch viele Patient*innen bemühen sich, ihre betreuenden Angehörigen zu schonen, indem sie ihre Ängste und Sorgen für sich behalten. Diese vermeidende kommunikative Strategie, sowohl auf Patient*innen-Seite wie auch auf Seite der Angehörigen, kann nicht nur die Qualität der Versorgung beeinträchtigen (Hamano et al., 2018; Hudson et al., 2019), sie führt letztlich auch zu Gefühlen der Isolation und Einsamkeit. (Hauken, Larsen, 2019; Serçe, Günüşen, 2021; Van Humbeeck et al., 2019).

> *„Ich habe ihm nie gezeigt, wie sehr ich mich um ihn sorge und ich habe mich immer bemüht, Hoffnung und Zuversicht zu zeigen. Aber ich habe innerlich gelitten und ich denke, ich konnte das nicht ganz verbergen."*
>
> (Aussage einer Angehörigen)

Kann nicht offen über bestehende Ängste und Sorgen gesprochen werden, führt das zu „Leiden im Stillen", wie es Van Humbeeck et al. (2015) beschreiben, und zu einer zunehmenden Einsamkeit auf beiden Seiten.

Im Sinne einer familienorientierten Betreuung haben Pflegepersonen die Möglichkeit, durch entsprechende Fragen dazu beizutragen, dass eine offene Kommunikation zwischen Angehörigen und Patientin aufrecht erhalten bleibt.

In gemeinsamen Familiengesprächen, mit der Patientin und ihren Angehörigen, können die jeweiligen Befürchtungen und Ängste besprochen werden und oft gelingt es bereits dadurch, die empfundene Bedrohung zu reduzieren.

Indem Pflegepersonen auch schwierige Themen ansprechen und alle Betroffenen miteinbeziehen, unterstützen sie die Familien in der gemeinsamen Bewältigung (Bamidele et al., 2019; Wittenberg et al., 2017). Das gemeinsame Bemühen führt dann meist zu engeren und konstruktiven Beziehungen mit den Patient*innen und ihren Familien, zu einer erhöhten Familienbindung und zu einer Stärkung der Familienbeziehungen (Voltelen et al., 2016).

Bewältigungsstrategien betreuender Angehöriger

Wie bereits erwähnt, fällt es pflegenden und betreuenden Angehörigen oft sehr schwer, rechtzeitig und auch ausreichend für Entlastung zu sorgen, indem sie professionelle Unterstützung und Hilfe annehmen. Dies hat unterschiedliche Gründe, sei es, dass die An- und Zugehörigen des Schwerkranken die Haltung vertreten, dass sie die Betreuung alleine schaffen müssten, oder auch, dass der Zugang zu professionellen Pflegediensten nicht niederschwellig genug ist. Es kann aber auch sein, dass sich die Angehörigen durch einen professionellen Pflegedienst kontrolliert fühlen. Daher sind eine behutsame Kontaktaufnahme, der deutliche Respekt vor den Leistungen der Angehörigen und eine wertschätzende Haltung die beste Grundlage für den Aufbau einer vertrauensvollen Beziehung.

In der Praxis zeigt sich die Bedeutung einer verlässlichen praktischen und emotionalen Unterstützung und der Sicherheit durch ein professionelles Betreuungsteam, sei es nun durch ein Hauskrankenpflegeteam oder ein mobiles Palliativteam. Umgekehrt zeigt sich aber auch, dass mangelnde Unterstützung nicht nur zur Überforderung betreuender Angehöriger führt, sondern dass es auch deutlich häufiger zur Überweisung der Patient*innen in ein Krankenhaus kommt, weil das häusliche Betreuungssystem dekompensiert (Milberg et al., 2012).

Neben praktischer Unterstützung und dem Angebot einer Rufbereitschaft erweisen sich regelmäßige Gespräche mit den Angehörigen als entlastend. Über die erlebten Herausforderungen und Gefühle mit einer empathischen Pflegeperson sprechen zu können, wird sehr geschätzt. Pflegende Angehörige brauchen also Menschen, mit denen offene Gespräche möglich sind, die geduldige, nicht wertende Zuhörer*innen sind und die damit emotionale Unterstützung leisten können. Was immer wieder auffällt, ist das große Bedürfnis von betreuenden Angehörigen, über ihr Engagement für die Kranke zu sprechen. Sie erleben ein für sie oft schier unerträgliches Ausmaß des Gebrauchtwerdens, und in ihrem Bedürfnis, selbst auch wahrgenommen zu werden, erscheint dies manchmal auch wie die Suche nach einer „Zeugenschaft" dafür, dass sie alles in ihrer Macht Stehende für die Kranke tun. Vor allem, wenn Angehörige daran zweifeln, ob es „genug" ist, was sie für ihre Patientin tun, braucht es Bestätigung durch die professionellen Betreuer*innen. Wie die Patient*innen selbst, haben auch die Angehörigen Übergangsprozesse (Transitionen) zu bewältigen. Zentrales Kennzeichen dieser durchaus instabilen Transition sind ständige dynamische Veränderungen, die zur Destabilisierung des Alltags führen und die Normalität herausfordern (Penrod et al., 2012, S. 5). Die Pflege eines schwerkranken Menschen verändert das Leben der Angehörigen grundlegend. Daher kann die häusliche Palliativversorgung auch als instabiler Übergangsprozess verstanden werden, in dessen Verlauf die Familien „um Normalität ringen" (Kreyer, Pleschberger, 2014, S. 307). Oft leiden die betreuenden Angehörigen unter dem Gefühl der Unzulänglichkeit und ganz besonders auch unter einer tiefen Verunsicherung. Daher sind sie um eine Anpassung an die sich laufend verändernde Situation bemüht. Die empfundene Ungewissheit und die Angst vor dem, was noch kommen mag, wird von Duggleby als „Navigieren in unbekannten Gewässern" beschrieben (Duggleby et al., 2010, S. 1). Eine wiederholte und bedarfsgerechte Information über den zu erwartenden Verlauf kann daher entlastend wirken und zur Sicherheit der Angehörigen beitragen. In der Palliativpflege ergeben sich immer wieder Situationen, in denen nicht nur die Patient*innen intensiven Leiderfahrungen ausgesetzt sind, sondern auch ihre betreuenden Angehörigen. Auch bei ihnen kann das Bedürfnis entstehen, dieses Leid zu beklagen. Indem sie, vielleicht auch lautstark, beklagen, was alles nicht mehr möglich sein wird, können die Angehörigen ihre Verluste betrauern. Sie brauchen dann gleichsam eine menschliche Klagemauer, einen Menschen, der die Klage aushält, zuhören kann, ohne zu werten und auch ohne trösten zu wollen.

Vielleicht kann die aktuelle Situation für sie auch nur auszuhalten sein, wenn es dafür einen „Schuldigen" gibt. Dann kann die Klage über den Arzt, der z. B. den Tumor nicht früh genug erkannt hat, eine entlastende Funktion haben. Oder es wird die letzte Chemotherapie als Ursache für die jetzt als elend erlebte Situation verantwortlich gemacht. In diesen Situationen ist es nicht hilfreich, die Anschuldigungen zu relativieren oder gar zurückzuweisen.

Im Wissen, dass diese Suche nach „Schuldigen" einen hilflosen Versuch der Bewältigung darstellen kann, darf nicht bagatellisiert werden, auch darf nicht vorschnell und ausschließlich nach Lösungen gesucht werden. Es geht dann primär nicht darum, die aktuelle Situation zu verändern oder Hilfe zu bieten, sondern ausschließlich um achtsames Zuhören. Im Sinne eines Containments[2] werden die Gefühle der Angehörigen wahrgenommen und gleichsam „gehalten" (Lazar, 1993).

---

2 Containing bezeichnet in der Psychologie einen Prozess zwischen zwei Menschen, in dem die als „Container" fungierende Person die Affekte einer anderen aufnimmt (hält), versteht und sie in modifizierter Form der anderen Person wiedergibt.

Für belastete Angehörige kann es sehr bedeutsam sein, ihre Gefühle in Worte zu fassen, und es ist wichtig, die momentane Verzweiflung gemeinsam zu ertragen. Eine wertfreie Annahme vor allem negativ erlebter Gefühle kann es den Angehörigen ermöglichen, ihren Gefühlen nicht nur Ausdruck zu verleihen, es kann damit auch die Bewältigung unterstützt werden.

Eine weitere Strategie, um mit den Belastungen durch die häusliche Pflege eines schwerkranken Familienmitgliedes zurechtzukommen, ist das Aufrechterhalten der Hoffnung. Selbst in weit fortgeschrittenen Krankheitssituationen und manchmal selbst noch in der Terminalphase halten Angehörige die Hoffnung auf Besserung aufrecht. Manchen Menschen ermöglicht dieses Verdrängen des Offensichtlichen, sich im Schutz dieser Hoffnung allmählich und schrittweise an die für sie unerträgliche Tatsache des Verlustes anzunähern. Daher wäre es problematisch, wenn ihnen diese Hoffnung genommen würde, etwa mit dem Hinweis, dass sie unrealistisch ist. Trotzdem dürfen eindeutig unrealistisch gewordene Hoffnungen nicht genährt werden. Eine Möglichkeit der Antwort auf derartige Äußerung wäre „Ja, das wäre schön, wenn Ihre Frau wieder gesund werden könnte." Damit würde Verstehen signalisiert, ohne die unrealistische Hoffnung zu verstärken und auch ohne sie als irrational abzuwerten.

Ähnlich wie bei den Patient*innen selbst verändern sich auch die Hoffnungen der Angehörigen im Laufe der Betreuung meist weg von der unrealistisch gewordenen Hoffnung auf Besserung des Zustandes hin zu kleineren Hoffnungen. Zum Beispiel darauf, dass es noch einmal möglich sein wird, gemeinsam in den Garten zu gehen, oder darauf, dass die Symptome wie Schmerzen, Atemnot oder Übelkeit noch besser gelindert werden können. Und manchmal ist es auch die Hoffnung, dass das Daheimbleiben bis zuletzt möglich sein wird.

Vorteile häuslicher Betreuung für die Angehörigen

Es ist gut nachvollziehbar, dass eine Versorgung im vertrauten familiären Umfeld für die Patient*innen viele Vorteile bietet. Eingebettet in ihr soziales Gefüge haben die Kranken die Möglichkeit, ihre verbleibende Lebenszeit weitgehend autonom zu gestalten, persönliche Rituale können aufrechterhalten und individuelle Gewohnheiten und Wünsche können wesentlich besser berücksichtigt werden als im Rahmen einer stationären Betreuung.

Aber auch für die betreuenden Angehörigen kann es eine wertvolle Erfahrung sein, wenn sie die Möglichkeit haben, die Patientin zu Hause zu betreuen. Die gemeinsam getragene Fürsorge für die Kranke kann den Familienzusammenhalt stärken, und Bezugspersonen, die die Veränderungen im Laufe der Erkrankung so nahe miterleben, können den Prozess schrittweise mitgehen. Dies trägt auch dazu bei, dass die Angehörigen sich allmählich auf den bevorstehenden endgültigen Abschied vorbereiten und so auch individuelle Strategien zur Bewältigung des Verlustes entwickeln können.

Dadurch, dass die betreuenden Angehörigen in vielfältiger Weise zum Wohlbefinden der Kranken beitragen können, erfahren sie das Gefühl, gebraucht zu werden. Damit reduzieren sich Gefühle von Hilflosigkeit und Schuld und die Betreuung eines nahestehenden schwerkranken und sterbenden Menschen kann eine zutiefst sinnstiftende Erfahrung sein. Die Angehörigen können eine besondere Nähe zur Patientin erfahren, und trotz hoher Belastung besteht auch die Möglichkeit des persönlichen Wachsens in der Zeit der Krankheit und des Sterbens. Die Verbundenheit mit dem erkrankten Familienmitglied nimmt zu und das gegenseitige Erfahren von großer Liebe ist zu beobachten (Bausewein, 2005, S. 68).

Durch diese verstärkt erlebte Verbundenheit besteht die Chance, dass bestehende, vielleicht auch unausgesprochene Konflikte gelöst und wesentliche Dinge besprochen werden können. Da in der häuslichen

Betreuung vertraute familiäre Rituale weitgehend aufrechterhalten werden können, wird auch ein gewisses Maß an Normalität gewahrt. Und anders als in Institutionen können sich alle Familienmitglieder und auch andere nahestehende Personen aktiv an der Pflege und Betreuung beteiligen und auf diese Weise ihren Beitrag zum Wohlbefinden der Patientin beitragen. Es sind oft die kleinen, liebevollen Gesten der Zuneigung, die den Kranken Geborgenheit vermitteln und die auch von den Angehörigen als wertvoll erlebt werden.

Die noch verbleibende gemeinsame Zeit kann außergewöhnliche Momente bieten, Beziehungen können neu gelebt werden und zu größter Bedeutung und Wichtigkeit gelangen. Und häufig berichten Angehörige nach dem Tod der Patientin, dass die letzte gemeinsam verbrachte Zeit eine ganz besonders wertvolle Zeit war, für die sie trotz aller Belastungen dankbar sind.

Krisen

In palliativen Betreuungssituationen sind krisenhafte Situationen nicht selten, und nahezu alle betreuenden Angehörigen befürchten das Auftreten derartiger Krisensituationen. Es ist die Angst, Atemnot, Schmerz oder anderen Exazerbationen von Symptomen ohne Handlungsanleitung und hilflos gegenüberzustehen. Werden die Angehörigen nicht entsprechend auf solche Situationen vorbereitet, kommt es leicht zur Aktivierung des Notarztsystems und infolgedessen meist auch zu einer Einweisung der Patientin in ein Krankenhaus. Oft erweist sich die mangelnde Vorbereitung der Angehörigen auf möglicherweise auftretende Krisensituationen als limitierender Faktor für die häusliche Betreuung.

Für die Angehörigen kann sich das unvorbereitete Erleben einer Krisen- oder Notfallsituation als traumatische Erfahrung erweisen. Sie verlieren ihre Handlungsfähigkeit, und in ihrer Not sehen sie den Transfer der Kranken in ein Krankenhaus als einzige Lösung an. Damit werden die Patient*innen aus ihrer vertrauten Umgebung gerissen und in den allermeisten Fällen ist dies mit einer hohen Belastung für die Patient*innen verbunden, die bei entsprechender Vorbereitung durchaus vermeidbar ist. Zu bedenken ist auch, dass solche Krisen oft auch den begonnenen Sterbeprozess markieren und ein Transfer der Patient*innen möglichst vermieden werden sollte. Daher ist eine entsprechende vorausschauende Krisen- und Notfallplanung gemeinsam mit den Angehörigen unverzichtbar und insbesondere in der Palliative Care verpflichtend.

Wesentliche Faktoren zur Bewältigung von krisenhaften Situationen in der häuslichen Betreuung sind:

- vorausplanen und mögliche Krisensituationen mit den Angehörigen vorbesprechen;
- Krisen- und Notfallplan mit schriftlichen Handlungsanleitungen erstellen;
- Notfallbox mit den erforderlichen Medikamenten vorbereiten (gemeinsam mit den Angehörigen).

Das Vorausplanen beginnt meist mit der Frage, welche Befürchtungen aufseiten der Angehörigen bestehen. Die Pflegeperson bespricht dann mit den Angehörigen, welche Krisensituationen real zu erwarten sind und welche Handlungsmöglichkeiten in diesen Situationen zur Verfügung stehen. Mit der Hausärztin und den Angehörigen gemeinsam wird dann ein schriftlicher Krisenplan erstellt. Er wird individuell für die jeweilige Patientin entworfen und beinhaltet die Anweisung zur Medikation und zum Einsatz nicht-medikamentöser Maßnahmen in der explizit beschriebenen Notfallsituation. Die Notfall-Medikamente werden unter genauer Vorgabe von Indikation, Dosierung, Darreichungsform, Intervall und der maximalen Häufigkeit der Gabe schriftlich festgehalten.

Als hilfreich hat sich auch die Vorbereitung einer Notfallbox erwiesen. Diese Box enthält alle für die Kranke verordneten Notfallmedikamente – am besten mit detaillierten Dosierungsangaben –, um die Handlungsfähigkeit der Angehörigen auch in Krisensituationen aufrechtzuerhalten.

Die Praxis zeigt, dass der Krisen- und Notfallplan ganz entscheidend dazu beiträgt, akut auftretende Probleme durch entsprechende Maßnahmen am Betreuungsort rasch und befriedigend zu lösen. Wird trotzdem notärztliche Hilfe in Anspruch genommen, kann sich das Notfallteam dank der schriftlich vorliegenden Informationen rasch ein Bild über die aktuelle Lage verschaffen und an die Situation angepasst agieren. Den Patient*innen bleibt eine stationäre Aufnahme erspart und die betreuenden Angehörigen erfahren, dass sie selbst in bedrohlichen Situationen handlungsfähig bleiben (siehe den Krisenplan im Anhang, S. 226 ff.).

Eckpfeiler in der Unterstützung betreuender Angehöriger

Hudson und Payne (2011, S. 699) nennen in ihrem EBN-Expertenstandard folgende grundlegende Prinzipien für die Unterstützung betreuender/pflegender Angehöriger terminal kranker Patient*innen:

- die unverzichtbare Rolle, die pflegende Angehörige im Rahmen der palliativen Versorgung übernehmen, wird anerkannt und gewürdigt;
- pflegende Angehörige werden in den laufenden Prozess der Pflegeplanung miteinbezogen und ihre Anliegen finden Berücksichtigung;
- die Anliegen und das Feedback der pflegenden Angehörigen werden wahrgenommen und berücksichtigt;
- der Fokus der Unterstützung liegt auf jener Angehörigen, die von den Patient*innen als „Hauptbetreuungsperson" identifiziert wird. Bei ausreichenden Ressourcen wird die Unterstützung auf andere Angehörige erweitert;
- Rat und Unterstützung werden den individuellen Wünschen der pflegenden Angehörigen angepasst und umfassen Strategien, um deren Wohlbefinden zu steigern.

Zu den wichtigsten Voraussetzungen für die professionelle Unterstützung betreuender Angehöriger gehören jedoch eine tragfähige Vertrauensbasis und eine persönliche Pflegebeziehung. Dadurch ergeben sich eine qualitativ bessere emotionale und auch psychosoziale Unterstützung und Kommunikation, die sich wiederum positiv auswirken. Eine angemessene professionelle Unterstützung der betreuenden Angehörigen kann deren Lebensqualität erheblich verbessern und das Risiko negativer Folgen auf die Gesundheit wird deutlich reduziert. Mangelnde Unterstützung kann hingegen weitreichende negative Konsequenzen haben – nicht nur für die betreuenden Angehörigen, sondern ebenso für die Patient*innen.

In der mit der Betreuung einer schwerkranken Angehörigen verbundenen Unsicherheit bekommen die Worte der professionellen Pflegepersonen besondere Bedeutung, und selbst unscheinbare, kleine Gesten werden sensibel wahrgenommen. Belastete Angehörige sind äußerst sensibel und unbedachte Äußerungen von Pflegepersonen können als ungeheuer verletzend empfunden werden. In einer Situation, in der pflegende Angehörige bis an ihre Grenze belastet sind, haben die Worte der Pflegepersonen besondere Bedeutung. Sie können entlastend und unterstützend wirken, aber auch verletzend und zutiefst kränkend.

Als besonders wertvoll werden Interaktionen erlebt, in denen Pflegepersonen ihre Bereitschaft, zuzuhören, signalisieren und Interesse an den Erfahrungen und Einschätzungen der pflegenden Angehörigen zeigen (Totman et al., 2015). Wenn sich Angehörige gut unterstützt fühlen, so hat dies nicht nur signifikante positive Effekte auf die Lebensqualität und das Wohlbefinden der schwerkranken Patient*innen – mit der entsprechenden Unterstützung kann die Herausforderung der häuslichen Betreuung positiv bewältigt und zu einer zutiefst sinnstiftenden Erfahrung für die Familie werden (Funk et al., 2010).

Angehörige in der stationären Betreuung

Wenn An- und Zugehörige die häusliche Betreuung eines schwerkranken, pflegebedürftigen Familienmitgliedes über einen längeren Zeitraum übernehmen, geraten sie dabei nicht selten an die Grenzen ihrer Belastbarkeit. Sie sind oft über einen längeren Zeitraum größten physischen und emotionalen Beanspruchungen ausgesetzt. Die körperliche Belastung und oft auch wenig Schlaf führen zur Erschöpfung. Meist erst dann, wenn das gesamte System zu kippen droht, wenn neue, bedrohliche Symptome auftreten oder wenn die Belastungsgrenze der pflegenden Angehörigen bereits überschritten ist, kommt es zu einer stationären Aufnahme des Patienten. Häufig ist diese Aufnahme in eine stationäre Betreuung im Krankenhaus, an der Palliativstation, im Hospiz oder auch im Pflegeheim für die Angehörigen dann mit Schuldgefühlen und dem Gefühl des Versagens verbunden.

Es kann aber auch sein, dass bei fortgeschrittener Erkrankung die Symptome in einer Weise kumulieren, dass eine Versorgung des Kranken zu Hause nicht mehr – oder zumindest vorübergehend nicht mehr – möglich ist. Nahezu unabhängig davon, welche Indikation einer stationären Aufnahme zugrunde liegt, stellt die stationäre Aufnahme schwerkranker Patient*innen auch für deren Angehörige eine belastende Ausnahmesituation dar. Wenn Patient*innen an einer Palliativstation oder in ein Hospiz aufgenommen werden, dann gilt dies in besonderer Weise, denn dies erleben die Angehörigen oft noch mehr als die Patient*innen als das innere Überschreiten einer Schwelle, als besonders kritische Situation. Die Aufnahme auf eine Palliativstation und auch die Entlassung von der Palliativstation in die nachfolgende Versorgung sind markante Transitionen im Leben der betroffenen Patient*innen und ihrer Angehörigen (Bitschnau, Heimerl, 2013).

Ähnliches gilt auch für die Aufnahme in ein Pflegeheim – auch dies stellt für die Angehörigen wie auch für die Patient*innen eine Wendung im Betreuungsziel dar. Es ist deutlich, dass es nun kaum mehr um eine Besserung des Zustandes im Sinne einer Heilung gehen kann. Diese Erkenntnis kann mit hohen emotionalen Belastungen verbunden sein. Es ist daher entscheidend, dass die Aufnahmesituation entsprechend gestaltet wird, denn wie die Praxis zeigt, erweist sich die Aufnahme immer auch als Schlüsselsituation, in der die Weichen für die weitere Zusammenarbeit mit den Angehörigen gestellt werden. Bereits der erste Kontakt ist maßgeblich für die weitere Kommunikation zwischen den Pflegepersonen und den Angehörigen.

Gestaltung der Aufnahmesituation

Es hat sich sehr bewährt, im Team vorab zu entscheiden, welche Pflegeperson die Aufnahme übernehmen wird. Da es wichtig ist, dass die Aufnahme des Patienten in Ruhe erfolgen kann, ist es hilfreich, wenn diese Pflegeperson für die nächsten Stunden weitgehend von anderen Aufgaben freigestellt wird. Wie weit dies möglich ist, wird immer auch von den zeitlichen und personellen Ressourcen des Teams abhängen. Dabei bestehen beträchtliche Unterschiede zwischen „Normalstationen" und palliativen Einrichtungen. Nicht nur die in der Regel günstigere Personalsituation, also das Verhältnis Pflegeperson – Anzahl der zu betreuenden Patient*innen, sondern auch die besonderen fachlichen, emotionalen und kommunikativen Kompetenzen von in Palliative Care geschulten und tätigen Pflegepersonen (Grond, 2009, S. 58–67) spielen bei der Aufnahmesituation eine wesentliche Rolle. So steht im palliativen Kontext das „Willkommenheißen" der Kranken und ihrer Angehörigen im Vordergrund. Es geht weniger um die Administration der Aufnahmen, sondern vor allem darum, eine vertrauensvolle Basis zu schaffen, mit den Patient*innen ebenso wie mit ihren Angehörigen.

Aber auch wenn der qualitative Anspruch der Pflegepersonen in Spannung zu den tatsächlich vorhandenen Rahmenbedingungen steht, gilt es zu bedenken, dass sich die für eine ruhige Aufnahme aufgewendete Zeit auf vielfache Weise lohnt und in jedem Fall wieder eingespart wird.

Für die Pflegeperson besteht das Kunststück in der Aufnahmesituation darin, dass ihr der Spagat zwischen „da sein", in Beziehung treten, Gespräche in ruhiger Atmosphäre führen einerseits und der Erledigung formeller, organisatorisch-bürokratischer Aufgaben, Dokumentation und „In-Gang-Bringen" des Pflegeprozesses andererseits gelingt, wie Dreßke schreibt (Dreßke, 2005, S. 72).

Entscheidend ist jedoch, dass sich nicht nur die Patient*innen, sondern auch ihre Angehörigen auf der Station willkommen fühlen können. Und wenn es gelingt, den Angehörigen bereits in der Aufnahmesituation eine empathische, wertschätzende Haltung, die Achtung vor ihrer Kompetenz und ein Gefühl des Verstanden-Werdens zu vermitteln, kann ein Bündnis geschlossen werden mit dem gemeinsamen Ziel, den Patienten bestmöglich zu betreuen.

Angehörige sind als wertvolle und unverzichtbare Partner*innen zu betrachten, und eine vertrauensvolle Beziehung zwischen dem betreuenden Team und den Angehörigen ist eine wichtige Voraussetzung für eine gute Versorgung der Patient*innen.

Angehörige und Bezugspersonen der Patient*innen können den Pflegepersonen wichtige Informationen über die aktuellen Bedürfnisse des Kranken bieten und damit wesentlich zu einer patientenorientierten Pflege beitragen.

Besondere Wertschätzung erfahren die Angehörigen, wenn sich die Pflegepersonen danach erkundigen, welche Erfahrungen die Angehörigen in der häuslichen Betreuung dieses Patienten bisher gemacht haben. Wenn Angehörige davon berichten können, wie sie verschiedene Probleme gelöst haben und dafür auch entsprechende Anerkennung erhalten, wird die Kompetenz der Angehörigen geachtet und die Berichte können wichtige Hinweise, auch für die stationäre Betreuung, bieten.

Zugleich bietet das Aufnahmegespräch auch die Möglichkeit, das Familiensystem des Patienten kennenzulernen und eventuell auch zu erfassen, welche Familienmitglieder besonderer Unterstützung bedürfen. Dazu hat sich das Erstellen eines Familiengenogramms bewährt (siehe das Genogramm in Teil II, S. 117 ff.).

Bedürfnisorientierte und fachgerechte Palliativpflege erfolgt immer in enger Zusammenarbeit mit dem multiprofessionellen Team. Die Triade Patient*in – Angehörige – Pflegeperson ist dabei von besonderer Bedeutung, und nur im gemeinsamen Bemühen wird es gelingen, die verbleibende Lebenszeit des Patienten so zu gestalten, dass sie von den Patient*innen und ihren Angehörigen gleichermaßen als bedeutsame, wertvolle Zeit erlebt werden kann.

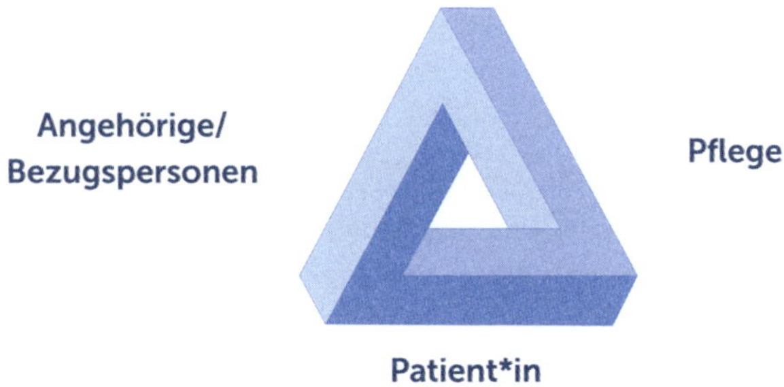

Abb. 2: Triade Patient*in – Angehörige – Pflege

Die Pflege hat häufig auch eine Art Vermittlerfunktion inne, nicht nur zwischen den Patient*innen und ihren Angehörigen, sondern auch zwischen den Kranken und den anderen Berufsgruppen des multiprofessionellen Teams. In vielen therapeutischen Entscheidungen ist die Sicht der Pflege unverzichtbar und bei schwierigen ethischen Entscheidungen trifft das in besonderer Weise zu.

Für die Angehörigen sind die Pflegepersonen erste Ansprechpartner*innen und jene Menschen, denen sie ihre Kranken anvertrauen und oft auch anvertrauen müssen. Daher ist nicht nur eine vertrauensvolle Basis die unverzichtbare Grundlage für eine gelingende Zusammenarbeit mit den Angehörigen, sondern auch die Erkenntnis, dass Angehörige ihrerseits des Beistandes bedürfen.

Angehörige brauchen:

- Anerkennung für das, was sie bisher in der Betreuung der Kranken geleistet haben, und auch dafür, was sie oft so selbstverständlich übernehmen und bewältigen;
- Informationen über die Abläufe an der Station, die Rahmenbedingungen wie z. B. Tagesablauf, Verpflegung, Besuchszeiten und Infrastruktur sowie über die Möglichkeit von Gesprächen mit den Ärzt*innen und den Bezugspflegepersonen;
- das Angebot, sich auf Wunsch der Patientin an der Pflege zu beteiligen, um dadurch auch aktiv etwas „tun" zu können;
- keine Aussagen darüber, was sie möglicherweise falsch machen, sondern Ermutigung und Anleitung;
- die Möglichkeit, sich offen über ihre Situation zu äußern und die Gewissheit, dass ihnen nicht-wertend zugehört wird;
- Verständnis und Respekt vor ihren persönlichen Bewältigungsstrategien
- Wertschätzung – Angehörige erwarten mit Recht, dass ihnen in ihrer schwierigen Situation respektvoll und wertschätzend begegnet wird;
- Informationen über die Erkrankung und die Möglichkeit, Fragen zu stellen, damit die Situation für sie fassbarer wird. Das gemeinsame Anliegen ist, herauszufinden, wie der erkrankte Mensch bestmöglich betreut werden kann.

Angehörige haben mitunter viele Fragen und einen hohen Bedarf an Information, insbesondere zu den folgenden Themen:

- realistische Prognose bezüglich der Krankheit;
- Ursachen, Bedeutung und Prävention in Bezug auf Symptome;
- Vorausplanung – Was ist zu erwarten, welche Maßnahmen sind geplant?

- Welche Krisen können auftreten?
- Informationen darüber, wie sie mit der Patientin umgehen können, wenn sich ihr Verhalten verändert, etwa bei Desorientiertheit, Deliranz, bei Aggression, Depression und Rückzug.

Es ist zu bedenken, dass die meisten Angehörigen kaum Erfahrung mit Sterbenden haben und daher oft unrealistische und schreckliche Vorstellungen vom Prozess des Sterbens haben. Bei zunehmender Verschlechterung des Allgemeinzustandes der Kranken sind daher Informationen über die zu erwartenden Veränderungen wichtig. Die Aufklärung über Anzeichen, die den nahen Tod ankündigen und über zu erwartende Symptome in der Zeit des Sterbens, wie z. B. über die Veränderung der Atmung, kann daher entlastend wirken.

Auch proaktive Informationen über weitere unterstützende Angebote des multiprofessionellen Teams, wie Seelsorge, Sozialarbeit, psychologischer Dienst etc., sind wichtig, wie auch die Ermutigung, diese Angebote in Anspruch zu nehmen.

Angehörige und Bezugspersonen von schwerkranken Patient*innen benötigen keine Ratschläge, sie brauchen vielmehr geduldige Gesprächspartner*innen und Zuhörer*innen. Dabei sollte den Pflegepersonen bewusst sein, dass die stationäre Aufnahme und mehr noch der drohende Verlust eines geliebten Menschen für die Angehörigen eine enorm belastende, krisenhafte Situation darstellt. Es gehört zu den pflegerischen Aufgaben, sie in dieser schweren Zeit zu begleiten und bestmöglich zu unterstützen. Manche Reaktionen der Angehörigen mögen „unvernünftig" und nicht nachvollziehbar erscheinen. Dabei ist anzuerkennen, dass sich die Angehörigen von schwerkranken und sterbenden Patient*innen in einer extremen Ausnahmesituation befinden. Dass ihnen grundsätzlich nicht wertend, sondern mit Respekt und Verständnis begegnet wird, muss als selbstverständlich gelten.

Familiengespräche

Eine wichtige Voraussetzung in der Betreuung von schwerkranken und sterbenden Patient*innen ist ein gemeinsames Behandlungs- und Betreuungsziel von Patientin, den Angehörigen und dem professionellen Team. Zur Definition eines gemeinsamen Zieles haben sich sogenannte Familiengespräche als hilfreich erwiesen. Diese Gespräche finden je nach Situation meist einige Tage nach der stationären Aufnahme statt. Aber nicht nur in der stationären, sondern auch in der häuslichen Betreuung erweisen sich diese Familiengespräche als äußerst wertvoll.

An den Familiengesprächen nehmen die Angehörigen, die Bezugspflegeperson, die Ärztin und bei Bedarf auch Psychotherapeut, Sozialarbeiterin und/oder Seelsorger teil. Ob die Patientin an dem Familiengespräch teilnimmt, wird weitgehend vom Allgemeinzustand und vom Wunsch der Kranken abhängen.

In diesen Familiengesprächen geht es um folgende Fragen:

- Was hat sich seit der Aufnahme verändert?
- Was sind aktuell die größten Belastungen oder Befürchtungen?
- Wer ist am meisten belastet? (Oft sind nicht die Patient*innen die am meisten belasteten Personen!)
- Was wollen/können wir erreichen? (Definition eines realistischen und vor allem gemeinsamen Behandlungs- und Betreuungszieles)

Insbesondere im Palliative Care-Setting ist zu empfehlen, solche Familiengespräche routinemäßig innerhalb der ersten Woche des stationären Aufenthaltes zu führen und dies bereits bei der Aufnahme anzukündigen. In der Praxis finden diese Gespräche allerdings meist aus einem aktuellen Anlass statt. Es ist wichtig, den Angehörigen bereits bei der Einladung zu einem Familiengespräch den Anlass dafür mitzuteilen, damit sie sich darauf einstellen können und nicht unnötige Ängste entwickeln.

Rahmenbedingungen: Für das Familiengespräch sollte ein möglichst störungsfreier, neutraler Ort gewählt werden – also eher nicht das Dienstzimmer, sondern z. B. ein Besprechungsraum. Es muss gewährleistet sein, dass das Gespräch ungestört verlaufen kann und dass auch die Mobiltelefone für die Dauer des Familiengespräches ausgeschaltet bleiben. Die Sitzordnung sollte so gewählt werden, dass keine „Blöcke" entstehen, also eher aufgeteilt und nicht Angehörige gegenüber von Mitarbeiter*innen.

Vorab ist zu klären, wer vom Team die Gesprächsführung übernimmt. Dabei gilt es, die Führung auch tatsächlich wahrzunehmen und nicht zuzulassen, dass die Angehörigen die Leitung übernehmen. Das kann bei emotional sehr betroffenen Angehörigen gelegentlich der Fall sein.

Wenn die Angehörigen die teilnehmenden Personen aus dem Team noch nicht kennen, sollten sich die Mitarbeiter*innen mit Namen und Funktionen vorstellen.

Als Zeitrahmen für ein Familiengespräch ist von etwa 45 Minuten auszugehen. Es empfiehlt sich, die vorgesehene Zeit für das Familiengespräch zu Beginn zu nennen und diesen zeitlichen Rahmen auch einzuhalten. Alles, was nicht innerhalb dieser Zeit angesprochen werden kann, kann erfahrungsgemäß auch in drei Stunden nicht besprochen werden.

Eines der Hauptziele des Familiengespräches kann das Formulieren eines gemeinsamen Zieles sein. Es kann eventuell ein sehr kleines Ziel sein (z. B. dass die Patientin ruhige Nächte hat), aber es ist wichtig, dass es ein realistisches, wirklich erreichbares Ziel ist. Das gemeinsame Ziel wird schriftlich festgehalten, und es empfiehlt sich, ein kurzes Protokoll über die Inhalte des Familiengespräches zu erstellen und das Wichtigste davon auch in der Patientendokumentation zu vermerken.

Zu beachten ist auch, dass es in den Familiengesprächen niemals um Schuldzuweisungen oder Rechtfertigungen gehen kann, es soll vielmehr das Verbindende – nämlich die Sorge um die Patientin – im Mittelpunkt stehen.

Das Gespräch soll möglichst positiv enden, sodass die Angehörigen, soweit möglich, entlastet aus dem Gespräch gehen. Sehr wohltuend empfinden Angehörige dann oft auch die Ermutigung, sich doch bitte zu melden, wenn sie Anregungen, Wünsche oder Kritik haben – mit dem Hinweis, dass die gute Betreuung der Kranken nur dann gelingen kann, wenn alle Beteiligten gut zusammenarbeiten.

Durch die Familiengespräche wird ein gemeinsamer Prozess innerhalb der Familie im ordnenden und organisierenden Sinne unterstützt. Mögliche Ängste und Befürchtungen der Angehörigen werden deutlich und können durch entsprechende, gezielte Information fast immer reduziert werden. Die Definition eines gemeinsamen Zieles führt zu einer Allianz von Team und Angehörigen, und häufig ist nach diesen Familiengesprächen eine Stabilisierung aufseiten der Angehörigen und auch bei den Patient*innen zu beobachten.

Angehörige nehmen diese Familiengespräche als entlastend wahr; sie fördern die Zusammenarbeit zwischen dem Betreuungsteam und den Angehörigen, und nicht zuletzt stärken diese Gespräche die Vertrauensbasis. In der Praxis zeigt sich, dass die dafür aufgewendete Zeit eine sehr lohnende Investition ist, denn sie trägt zum Wohl der Patient*innen und ganz wesentlich zu einer verbesserten Kooperation von Angehörigen und Betreuungsteam bei.

Emotionale Unterstützung Angehöriger

Für die Patient*innen, die sich in stationärer Betreuung befinden, bedeuten ihre Angehörigen und Freund*innen ein Stück Vertrautheit in einer fremden, vielleicht auch beängstigenden Umgebung. Sie sind ihre wichtigsten Bezugspersonen, ihre Vertrauten, und sie können in besonderer Weise unterstützend für die Kranken sein. Angehörige und Bezugspersonen stellen für die Patient*innen in gewisser Weise eine Verbindung zum gewohnten, vertrauten Leben dar. Da die Patient*innen und ihre Bezugspersonen eine Betreuungseinheit bilden, ist es essenziell, auch ihre Bedürfnisse, Erwartungen und Wünsche zu erfragen und nicht nur zu erahnen oder zu erspüren. Denn Bedürfnisse, Erwartungen und Wünsche sind gestaltende und richtungsweisende Bestandteile von Palliative Care in der Beziehung zwischen Angehörigen und Betreuer*innen (Gasper-Paetz, 2013, S. 254).

Trotzdem gerät leicht in den Hintergrund, dass die den Kranken nahestehenden Personen selbst oft vielfältigen Belastungen ausgesetzt sind. Sie befinden sich häufig in der schwierigen Situation, Hilfe und Unterstützung zu bieten, zugleich aber auch selbst der Hilfe und des Beistandes zu bedürfen.

Zu erleben, wie ein nahestehender Mensch leidet, wie durch das Fortschreiten der Erkrankung immer neue, belastende Symptome auftreten, und die Angst vor dem drohenden Verlust bedeuten meist eine sehr hohe emotionale Belastung für die Bezugspersonen der Patient*innen.

Das folgende NURSE-Modell kann in der Begegnung mit emotional sehr belasteten Angehörigen hilfreich sein. Es beschreibt verschiedene Möglichkeiten im Umgang mit emotionalen Äußerungen von Angehörigen und auch von Patient*innen (Langewitz et al., 2015, S. 26).

Das NURSE Modell

Naming:
Emotionen werden benannt. Dies entspricht dem Spiegeln, ist jedoch nur dann sinnvoll, wenn die Person ihre Emotionen noch nicht selbst benannt oder ausgesprochen hat.

Understanding:
Verständnis für die Gefühle zeigen. Die wertfreie, respektvolle Annahme vermittelt Wertschätzung und Mitgefühl.

Respecting:
Das Bemühen der emotional belasteten Person, mit der Emotion fertigzuwerden, ist zu würdigen.

Supporting:
Das Anbieten von Unterstützung.

Exploring:
Weitere Aspekte zur Klärung von Emotionen herausfinden. Beispiel:

„Was beschäftigt Sie noch? Gibt es noch etwas, was Sie sehr belastet?" Dies wird angewendet, wenn man noch nicht weiß, in welcher emotionalen Verfassung sich das Gegenüber im Moment befindet (Langewitz et al., 2015, S. 27).

Eine der besten Möglichkeiten, emotional belastete Angehörige zu unterstützen, ist, sie in die Pflege miteinzubeziehen. Aktiv etwas zum Wohlbefinden des schwerkranken Menschen tun zu können, wirkt entlastend für die Angehörigen. Und indem den Angehörigen die Möglichkeit gegeben wird, sich an der Pflege zu beteiligen, kann auch die Intensität der Beziehung zwischen Patientin und Angehörigen zunehmen, und gleichzeitig bietet das Handanlegen im Rahmen pflegerischer Tätigkeiten auch eine Möglichkeit, sich durch den nahen Kontakt auf den Abschied vorzubereiten. Darüber hinaus empfinden Angehörige das Einbezogenwerden in die Pflege oft auch als Wertschätzung ihnen gegenüber und damit reduziert sich auch ihr Gefühl von Machtlosigkeit.

TEIL II
Angehörigenbetreuung aus der Sicht der Palliativsozialarbeit

Pflegebedürftige Menschen und ihre Angehörigen

An- und Zugehörige sind tragende Akteur*innen in der Palliativbetreuung. Ohne ihr Mittun und die Bereitschaft, Pflege, Begleitung und Verantwortung zu übernehmen, ist eine Betreuung der Palliativpatient*innen zu Hause undenkbar. Die Gründe, warum Angehörige sich für die Pflege ihrer pflegebedürftigen Angehörigen bereiterklären, sind wie bereits auf Seite 34 angeführt vielfältig; somit ist auch die Gruppe der pflegenden Angehörigen nicht als homogene Gruppe zu sehen. Es macht einen Unterschied, in welchem Lebensabschnitt sich die pflegende Angehörige befindet und in welcher Beziehung sie zum zu pflegenden Angehörigen steht. Dies wirkt sich in weiterer Folge darauf aus, wie sie mit dieser Situation umgehen kann. Somit ist Angehörigenunterstützung höchst individuell und von Fall zu Fall neu zu definieren.

Der Kreis der Angehörigen

Als Angehörige im herkömmlichen Sinn gelten, wie eingangs erwähnt, jene Personen, die in einem familiären Verwandtschaftsverhältnis zur Patientin stehen. Angehörige sind in diversen Gesetzen als solche definiert, so ist zum Beispiel im allgemein bürgerlichen Gesetzbuch unter § 268 genau definiert, wer als Angehöriger zu betrachten ist und somit eine Vertretungsleistung ausüben darf. Im Unterschied dazu sind Zugehörige zu nennen. Sie stehen in keinem familiären Verwandtschaftsverhältnis zur Patientin. Zugehörige stammen meist aus dem Freundeskreis, dem örtlichen Naheverhältnis, dem Lebensumfeld oder anderen Bekanntschaften. Diese Bezugspersonen wurden von den Patient*innen selbst ausgewählt und sie haben auch das Nähe- bzw. Distanzverhältnis selbst mitgestaltet. Zu ihnen bestehen im Idealfall ein gegenseitig begründetes Naheverhältnis, eine emotionale Bindung, eine fürsorgliche Beziehung und eine wertschätzende Haltung. Zugehörige spielen oft eine wichtige Rolle in der Betreuung und Pflege von Patient*innen und müssen daher die ihnen zustehende Beachtung erhalten. Selbst wenn An- und Zugehörige nicht vorrangig die Pflege, sondern emotionale und soziale Zuwendung und Betreuung übernehmen, ist dies oft hoch belastend für sie. Es sollte daher der Blick nicht nur auf die pflegenden, sondern auch auf die betreuenden An- und Zugehörigen gelegt werden (Zambrano et al., 2019, S. 2).

Gesellschaftliche Veränderungen bringen neue Beziehungsmodelle mit sich, Familienformen unterliegen einem Wandel, Patchwork-Familien sowie Lebensabschnittspartner*innen sind gängige Formen des Zusammenlebens (Frewer-Graumann, 2014, S. 79). Eine Unterscheidung zwischen An- und Zugehörigen zu treffen, ist oftmals nur hinsichtlich rechtlicher Aspekte relevant. Gerade wenn es um Leistungsansprüche, gesetzliche Erbfolge oder Vertretungsaufgaben geht, wird, wie eingangs erwähnt, per Gesetz genau definiert, wer zum Kreis der Angehörigen zu zählen ist.

Pflege und Pflegebedürftigkeit mitten unter uns

Pflege, Pflegebedürftigkeit und Fürsorge sind in unserer Gesellschaft eher randständige Themen. Am häufigsten werden sie in der öffentlichen Diskussion in Zusammenhang mit den Kosten und der Finanzierbarkeit genannt. Durch den aktuellen Personalmangel im Pflege- und Gesundheitsbereich wird die Diskussion um Systemveränderungen intensiver geführt. Die Herausforderungen von pflegenden und betreuenden Angehörigen werden nach wie vor wenig berücksichtigt. Einzig der Pflegebonus wurde als monetäre Geldleistung neu eingeführt. Notwendige, flexible, verlässliche und leistbare Entlastungsangebote, welche den pflegenden Angehörigen über mehrere Stunden, Nächte oder Tage Entlastung und Erholung bringen könnten, sind bei weitem noch nicht in dem Ausmaß vorhanden, wie sie gebraucht würden.

Die breite Öffentlichkeit beschäftigt sich kaum näher damit, wie es pflegebedürftigen Menschen und den pflegenden Angehörigen tatsächlich geht. Aufmerksamkeit erhält dieses Thema oftmals erst dann, wenn in irgendeiner Form Betroffenheit existiert. Diese kann nahezu jeden Menschen in jeder Lebensphase treffen, unabhängig vom Alter. Wenn auch mit fortgeschrittenem Alter die Wahrscheinlichkeit der Pflegebedürftigkeit steigt, so zeigt sich gerade in der Palliative Care ein sehr breites Altersspektrum. Die Pflege- und Betreuungssituation kommt zumeist völlig unvorbereitet auf die Angehörigen zu. Dies passiert in Österreich tagtäglich – unglaublich viele Menschen pflegen ihre Angehörigen, ohne dabei lautstark auf ihre oftmals prekäre Situation aufmerksam zu machen. Es ist sinnvoll und notwendig, diesem Thema mehr Bedeutung zu schenken und sich darauf einzulassen.

Pflegebedürftigkeit – kein marginales Thema

Laut Statistik Austria bezogen im Jahr 2022 468.942 Personen Bundespflegegeld (Statistik Austria, Pflegegeld) und sind somit auf Hilfe durch andere Menschen angewiesen. Im Studienbericht des Bundesministeriums für Arbeit, Soziales, Gesundheit und Konsumentenschutz zum Thema „Angehörigenpflege in Österreich" (2018) wurden anhand von Hochrechnungen 947.000 erwachsene Personen ermittelt, die in die Pflege und Betreuung einer Angehörigen involviert sind. Davon kümmern sich 146.000 Personen um zu pflegende Angehörige in institutioneller Betreuung, 801.000 Personen im häuslichen Umfeld (Nagl-Cupal et al., 2018, S. 169 ff.). Die pflegenden Angehörigen bilden somit den größten Pflegedienst des Landes – viele von ihnen ohne professionelle Unterstützungsdienste. Im Jahr 2021 wurden in Österreich 151.537 Personen von mobilen Diensten betreut, 96.338 Personen wurden in stationären Pflegeeinrichtungen betreut (Bundesministerium für Arbeit, Soziales, Gesundheit und Konsumentenschutz, 2022, S. 237). Die Sozialversicherungsträger*innen absolvieren jährlich Hausbesuche bei Pflegegeldbezieher*innen. Im Jahr 2022 erfolgten 22.363 Hausbesuche bei denen 74,53 % angaben, keine professionellen Dienste in Anspruch zu nehmen. Folgende Gründe wurden für die Ablehnung genannt:

- 17,07 % meinten, die Angebote seien nicht bekannt
- 6,52 % empfanden die Angebote als nicht finanzierbar
- 27,28 % der pflegebedürftigen Personen lehnten ab
- 7,41 % der pflegenden Angehörigen lehnten ab
- 1,50 % meinten, die Angebote seien für sie nicht verfügbar
- 7,90 % nutzten eine 24-h-Betreuung, weshalb kein weiterer Dienst notwendig war
- 32,25 % nannten andere Gründe

Als andere Gründe wurde z. B. Folgendes angegeben:

Unterstützung durch Angehörige/Bekannte/Nachbar*innen ausreichend, Pflegebedürftige (PGB) macht Körperpflege selbst, PGB ist tagsüber in einer Tagesstätte, derzeit kein Bedarf, private Assistenz/Pfleger*in, Angehörige/Bekannte selbst im Pflegebereich tätig, schlechte Erfahrungen/unzufrieden mit sozialen Diensten in der Vergangenheit, Planung einer 24-h-Betreuung (Sozialversicherung der Selbständigen, 2022, S. 14 ff.).

Diese Zahlen führen deutlich vor Augen, wie groß die Gruppe der pflegenden Angehörigen ist. Aufgrund des demografischen Wandels, der veränderten Familienstrukturen und Veränderungen der generativen Verpflichtungen wird vielfach prophezeit, dass die Pflege künftig nicht mehr in diesem Ausmaß von Angehörigen übernommen werden wird. Es gibt aber auch andere Stimmen, die darauf verweisen, dass Solidarität und Unterstützungsbereitschaft innerhalb der Familien ungebrochen sind und sich die familiäre Pflege bislang als äußerst robust erwiesen hat (Gröning, 2015a, S. 250). Dennoch kann nicht übersehen werden, dass tragende soziale Bezüge abnehmen und eine zunehmende Individualisierung der Lebensentwürfe stattfindet. Die damit einhergehenden Selbstverwirklichungstendenzen verändern soziale Beziehungen und können in Krisensituationen zu Isolation und Einsamkeit führen (Kerkovius, 2017, S. 34). Es ist daher dringlich angezeigt, pflegenden Angehörigen die notwendige Unterstützung zukommen zu lassen, sie zu stärken und ihre Arbeit zu würdigen. Andererseits braucht es aber auch eine gesellschaftliche Sensibilisierung und ein Bewusstsein dafür, wieder mehr auf vulnerable Personen im eigenen Umfeld zuzugehen und Hilfe anzubieten. Angehörigenpflege ist nicht nur ein persönliches, sondern aufgrund der dominanten Stellung innerhalb der Versorgungslandschaft auch ein gesellschaftliches Thema (Nagl-Cupal et al., 2018).

Exkurs Sozialarbeit

Klient*in oder Patient*in?

In der Sozialarbeit wird nicht vom Patienten gesprochen, sondern allgemein vom Klienten oder Adressaten. In diesem Buch wird jedoch die Bezeichnung Patient gewählt, da diese im Setting der Palliative Care vertrauter und auch in der Palliativsozialarbeit gängig geworden ist – wobei der Begriff Patient für die Sozialarbeit nicht unproblematisch ist, da er sehr auf die Erkrankung abzielt und eher defizitär, im Sinne des Fehlens von Gesundheit, zu verstehen ist. Dadurch läuft man Gefahr, die gesunden, menschlichen, individuellen, einzigartigen Anteile zu übersehen und zu vernachlässigen. Mit stärkenorientiertem Casemanagement kann dem gezielt entgegengewirkt werden (Ehlers et al., 2017).

Sozialarbeit – mehr als nur Pflegegeldanträge schreiben

In nahezu allen Lebensphasen und Lebensbereichen können Situationen eintreten, die alleine nicht mehr bewerkstelligt werden können und in denen man auf die Unterstützung anderer angewiesen ist. In den meisten Fällen reichen Zuspruch, gute Tipps oder aktive Hilfe durch das bekannte Umfeld aus, um schwierige Situationen besser meistern zu können. Gehen die Anforderungen des Lebens jedoch über das alltägliche Maß hinaus oder kommen mehrere Probleme zusammen, sodass auch die Hilfe des eigenen Netzwerkes nicht mehr ausreicht, kann das Hinzuziehen außenstehender, professioneller Unterstützungssysteme hilfreich sein.

Sozialarbeit bietet Unterstützung bei der Lebens- und Alltagsbewältigung an und ist dabei ganzheitlich, lebenswelt- und alltagsorientiert angelegt. Im Gegensatz zu anderen Professionen ist ihr Tätigkeitsfeld sehr breit. Sozialarbeiter*innen sind Generalist*innen, die sich nicht auf einen bestimmten Problembereich spezialisieren und diesen im Fokus haben. Ihr Handlungsfeld ist umfangreicher. Sie haben es mit einer Vielfalt an Lebenslagen und Problemen zu tun, müssen alle Dimensionen des Lebens im Blick haben und sind, wenn man so will, Spezialist*innen für die Komplexität der Lebenslagen und die dazugehörigen Herausforderungen bzw. Überforderungen. Es wird der Mensch in seiner Gesamtheit betrachtet, beginnend bei der individuellen Lebensführung über das Zusammenspiel mit seinem Umfeld und seine Einbettung in soziokulturelle Systeme. Infolgedessen wird meist eine ganze Palette an Themen, Konflikten, Krisen, Schwierigkeiten, Abhängigkeiten und Problemen zum Gegenstand der Bearbeitung. Dabei bleibt Sozialarbeit nicht nur dem Einzelfall, dem Umfeld oder dem Gemeinwesen verhaftet, sondern hat auch die Aufgabe, auf gesamtgesellschaftlicher und politischer Ebene tätig zu werden. Missstände sowie Ungerechtigkeiten werden aufgezeigt, Gegenmaßnahmen entwickelt und deren Umsetzung mit Nachdruck eingefordert (Österreichischer Berufsverband Soziale Arbeit, 2022).

Problemdefinition – Wer hat welches Problem?

Die Stärke der Sozialarbeit liegt darin, psychosoziale Probleme bzw. kritische Lebenssituationen, die zu Problemlagen führen können, multiperspektivisch erkennen und deuten zu können. Was als Problem zu definieren ist, geht meist nicht allein vom Sozialarbeiter aus, sondern wird mit dem Patienten oder den Angehörigen partizipativ „ausgehandelt" und ist immer nur als Status Quo der aktuellen Situation zu sehen. Aufgrund der Dynamiken sozialer Situationen und dem Krankheitsverlauf im Feld von Hospiz und Palliative Care verändern sich die Problemlagen meist und müssen immer wieder neu definiert und angepasst werden (Hansjürgens, 2022, S. 165).

Dieser Aushandlungsprozess erfordert Zeit, weil er nur kommunikativ und koproduktiv erbracht werden kann. Der Patient und die Angehörigen sind intensiv am Prozess zu beteiligen und in der Rolle der Koproduzent*innen ernst zu nehmen (Gröning et al., 2015, S. 10). Ihre Lebensrealitäten sind Ausgangspunkt jeglicher Interventionsplanung, und nur wenn diese sich daran orientiert, können Lösungsversuche nachhaltig Erfolg haben. Vorschnelle, in bester Absicht gemeinte Interventionen, welche nicht mit den Betroffenen abgesprochen sind, können diese überfordern und zur Ablehnung führen.

In vielen Fällen wissen Patient*innen und Angehörige selbst, wo die Probleme und Schwierigkeiten liegen, können diese aber nicht lösen oder versuchen, sie zu verdrängen. Den Blick darauf zu richten, offen darüber zu kommunizieren, über eigenes Erleben und Gefühle aufrichtig zu sprechen, ist für viele eine Hürde und setzt Vertrauen voraus. Patient*innen sowie Angehörige müssen sich darauf verlassen können, dass das Gesagte beim Gegenüber gut aufgehoben ist, achtsam damit umgegangen wird und Verständnis und Respekt entgegengebracht wird. Hilfe und Unterstützung anzunehmen, birgt immer auch ein Risiko für den Hilfesuchenden, da er sich dadurch auch mit unangenehmen Aspekten auseinandersetzen muss. Oftmals gilt es, Veränderungen vorzunehmen, welche für die Betroffenen nicht immer einfach sind.

Psychosoziale Interventionen greifen mitunter tief in die persönliche Welt der Patient*innen und Angehörigen ein und müssen immer von einer kritischen, kompetenten Reflexion begleitet werden. Dies ist deshalb bedeutend, damit Patient*innen und die Angehörigen nicht der Willkür der Berater*innen ausgesetzt sind und sich durch deren Eingreifen die Situation nicht womöglich eher verschlechtert als verbessert. Auch Risiken und „Nebenwirkungen" von Interventionen für die Betroffenen müssen mitbedacht und abgewogen werden (Walter, 2017, S. 148).

So selbstverständlich es für Sozialarbeiter*innen ist, sich in die private Welt ihres Patienten und seiner Angehörigen zu begeben, so befremdlich kann es mitunter für die Betroffenen sein, fremden Personen Einritt in ihre Welt zu gewähren. Oftmals wird genau aus diesem Grund professionelle Hilfe abgelehnt.

Die eigenen vier Wände sind gerade für viele ältere Menschen der einzige Zufluchtsort, in dem sie nach ihren eigenen Regeln leben können. In diesem privaten Umfeld wollen viele keine fremden Menschen haben und begegnen diesen mit großer Skepsis, selbst wenn sie ihnen Hilfe und Unterstützung anbieten (ÖBIG, 2005, S. 63).

Treten professionelle Helfer*innen als Expert*innen auf, die die Leistungen der Patient*innen sowie der Angehörigen nicht anerkennen und sich auch nicht für deren spezielle Lebenswelt interessieren, sondern ihre vermutete Überlegenheit immerfort darstellen, führt dies zu einer massiven Beschämung und infolgedessen auch zur Ablehnung dieser Hilfe (Gröning, 2015 b, S. 222 ff.). Intrapersonelle Barrieren wie eigene Werte, Ängste, Skepsis, Abneigung gegen Fremde, Scham, Angst vor Bloßstellung etc. gilt es, durch Empathie und geschulte Kommunikation abzubauen und in weiterer Folge Vertrauen aufzubauen (Bohnet-Joschko, 2020, S. 29).

Umfeld und System als Problembeteiligte

Sozialarbeit bleibt hinsichtlich der Problemfindung nicht dem einzelnen Menschen verhaftet, sondern geht darüber hinaus. Die Problemursachen werden nur zum Teil durch den Hilfesuchenden selbst begründet, vielfach spielt auch das Umfeld eine wichtige Rolle. Deshalb ist ein ausgewogenes Maß an Interventionen, die zum einen die Anpassungsleistung von Menschen an bestehende Situationen verbessern, zum anderen aber auch danach streben, die bestehenden Umweltbedingungen zu optimieren, erforderlich.

Es geht also nicht nur um direkte, personenbezogene, sondern auch um indirekte, sozialraumbezogene Interventionen. Dafür ist es notwendig, sich in die Lebenswelt der Patient*innen bzw. der Angehörigen zu begeben, um die nötigen Kenntnisse darüber gewinnen zu können (Ehrhardt, 2013, S. 140). Gerade umfeldbezogene Interventionen können hinsichtlich Radikalität und Intensität sehr variieren. Zumeist wird keine komplette Umgestaltung des Umfeldes möglich oder notwendig sein, oftmals reicht eine Reorganisation und Aufbereitung einzelner Facetten aus, um für den Patienten bzw. die Angehörigen Verbesserungen zu erzielen. In manchen Situationen wird jedoch eine radikale Umfeldveränderung notwendig sein, wie z. B. in der Suchtarbeit. Aber auch in der Palliativarbeit ist eine Verlegung von zu Hause in ein Pflegeheim als radikale Neugestaltung des Umfeldes zu sehen.

Immer wieder wird einem in der Sozialarbeit vor Augen geführt, dass nicht das Individuum oder das Umfeld Auslöser für scheinbar unüberwindliche Probleme sind, sondern schlichtweg Missstände im System. Die Auswirkungen dieser Missstände werden bei einzelnen Menschen oder Gruppen sichtbar. Auch diese Aspekte müssen in der Problemanalyse und -bearbeitung ihren Niederschlag finden. Der Anspruch der Systemänderung ist ein hoher und kann nicht immer erfüllt werden. Dennoch müssen Missstände unermüdlich aufgezeigt und es muss für deren Beseitigung eingestanden werden. Soziale Arbeit ist somit höchst politisch und muss sich ihrer kritischen Haltung und Verantwortung bewusst sein (Wendt, 2020, S. 235 ff.).

Hilfreich ist es, sich Angebote innerhalb eines Systems zunutze zu machen. Sozialarbeiter*innen verfügen über umfangreiche Systemkenntnisse. Sie müssen kreative Wege finden, um den Hilfesuchenden Zugang zu diversen Angeboten zu verschaffen, bzw. sie hinsichtlich ihrer Möglichkeiten und Ansprüche aufklären. Des Weiteren fungieren sie vielfach als Vermittler*innen bzw. als Übersetzer*innen zwischen Systemen und der Lebenswelt ihrer Patient*innen bzw. Angehörigen.

Komplexität von Problemlagen und Nutzung der Ressourcen

Um Problemlagen bearbeiten zu können, müssen sie benannt und sichtbar gemacht werden. Aufgrund ihrer Komplexität ist es notwendig, die einzelnen Probleme und Faktoren, die dahinterstehen, in einem ersten Schritt zu strukturieren, da Komplexität schnell zu Überforderung und Ohnmacht führen kann. Je klarer und überschaubarer ein Problem dargestellt wird, umso eher kann man sich Schritt für Schritt an die Problemlösung herantasten.

Galuske sieht daher den Kern sozialarbeiterischer Methodenkompetenz darin, problematische Situationen in ihrer Komplexität lesen zu können und sich durch gezielte Beobachtungen schnell und adäquat reflexiv in relevante Bezüge hineindenken zu können (Galuske, 2013, S. 46).

Dabei darf der Blick nicht nur auf den vorhandenen Problemen liegen. Im Mittelpunkt der Betrachtung muss immer der Mensch in seiner Ganzheitlichkeit stehen und nicht das Problem als isolierter Auftrag verstanden werden. Entscheidend ist es, neben der Problemdefinition auch die vorhandenen Ressourcen und Stärken ausfindig zu machen. Diese müssen wertgeschätzt und aktiv in die Interventionsplanung miteinbezogen werden. Die ressourcen- und stärkenorientierte Perspektive unterstützt den Prozess der Hilfe zur

Selbsthilfe wesentlich (Ehlers et al., 2017, S. 55). Der Patient sowie die Angehörigen sind in erster Linie die Spezialist*innen ihrer Lebenswelt, auch dann, wenn sie aufgrund unterschiedlichster Probleme Unterstützung benötigen. Als Sozialarbeiter ist es für die Arbeit essentiell, sich so nah wie möglich an diese Lebenswelt heranzutasten, um sich bestmögliche Einblicke und einen Überblick verschaffen zu können. Das wichtigste Instrumentarium bildet hierfür die „Soziale Umfeldanalyse" sowie der Hausbesuch.

Balance von Nähe und Distanz

Begibt man sich in die Lebenswelt der Patient*innen und Angehörigen, braucht es immer auch eine gewisse Distanz gegenüber deren Lebenspraxen, um neue Sichtweisen und Perspektiven einbringen zu können (Wendt, 2020, S. 130). Je näher man am Patienten und an den Angehörigen ist, umso größer ist die Gefahr, dass die notwendige Balance zwischen Nähe und Distanz verlorengeht und die Dynamiken innerhalb des Systems nicht mehr mit der notwendigen Professionalität erkannt werden. Kränzle spricht sich für eine professionelle Nähe statt einer professionellen Distanz aus, die echte und wahrhaftige Begegnungen erst ermöglicht (Kränzle, 2018, S. 163).

In jedem Fall ist es wichtig, sich die eigene Rolle im Prozessgeschehen immer wieder vor Augen zu führen und zu reflektieren. Dabei spielen auch die eigenen Gefühle, mit denen man achtsam umgehen muss, eine große Rolle. Es gilt, eigene Gefühle zuzulassen, bewusst wahrzunehmen und zu reflektieren, besonders dann, wenn man intensiv in die Lebenswelt der Patient*innen und ihrer Angehörigen involviert ist. Gefühle sind ein wichtiger Bestandteil professionellen Handelns und können die Arbeit bereichern, aber auch behindern, wenn kein entsprechend kompetenter Umgang damit erfolgt (Wendt, 2020, S. 129 f.). Genauso verhält es sich auch mit der Intuition, auf die an dieser Stelle hingewiesen werden soll. Als Sozialarbeiterin nimmt man Situationen immer wieder intuitiv wahr.

Intuition hilft dabei, Informationen zu integrieren und gemeinsam mit rationalen Argumenten zu stimmigen Entscheidungen zu finden. Intuition und rationales Denken sind somit nicht als getrennte Prozesse zu sehen (Uhrig, 2022, S. 4 ff.). Diese Intuitionen werden reflektiert, mit professionellem Theorie- und Fachwissen verknüpft, mit methodischem Handeln fundiert und in den Betreuungsprozess integriert. In der Sozialarbeit gehört Reflexion zur unbedingt notwendigen Tätigkeit. Die reflexive Professionalität ist Grundlage jeglicher Qualitätssicherung in der Sozialen Arbeit (Walter, 2017, S. 15 ff.).

Doppeltes Mandat

Ein Spezifikum der Sozialarbeit liegt darin, dass sie sich bei der Problemdefinition nicht ausschließlich am Patienten und an den Angehörigen orientieren kann. Sozialarbeit hat immer auch einen gesellschaftlich normierenden Auftrag, wobei die zunehmende Pluralisierung der Gesellschaft gesellschaftliche Normen immer mehr infrage stellt und Ordnung und Stabilität fortwährend fragiler werden.

Durch diesen Normierungsauftrag hat die Sozialarbeit bis zu einem gewissen Grad auch eine Kontrollfunktion inne. Sie bewegt sich somit immer im Spannungsfeld zwischen Hilfe und Kontrolle (Lutz, 2011, S. 13 ff.; Böllert, 2012, S. 625 ff.). Dieses Faktum kann nicht wegdiskutiert werden und muss im Beratungs- und Betreuungsprozess immer wieder transparent gemacht werden (Meinhold, 2012, S. 644). Trotz alledem sollte die Hilfe zur Verwirklichung der individuellen Lebenspläne prioritär sein.

Soziale Arbeit ist prädestiniert für eine multiperspektivische Arbeit, in der Unterschiede und Differenzen als hilfreich und notwendig verstanden werden und Ambivalenzen ausgehalten werden. Sie unterstützt die Menschen dabei, mit Uneindeutigkeiten, Unsicherheiten und Ungewissheiten des Lebens zurechtzukommen. Sie sollte Unterschiede benennen und überbrücken helfen und diese nicht von vornherein zu nivellieren versuchen (Ritscher, 2007, S. 54 f.).

Doch auch wenn die Verwirklichung der eigenen Lebenspläne nicht immer den gesellschaftlichen Normen entspricht, welche ohnehin unsicher und variabel erscheinen, muss ihre Erfüllung im Vordergrund stehen; zu beachten gilt nur, sich im Rahmen der geltenden Gesetze zu bewegen.

Die Wahrung der Patientenautonomie und ihrer individuellen Lebenspraxis gewinnt immer mehr an Bedeutung, gerade in der Palliativarbeit. Sie ist aber jedenfalls dort stark eingeschränkt, wo eindeutig ungesetzliche Forderungen gestellt werden, starke Verwahrlosung festgestellt wird oder Gefahr im Verzug vorherrscht. Das Miteinander von Hilfe und Kontrolle, das Austarieren dieser beiden Anforderungen, gehört mitunter zu den anspruchsvollsten Herausforderungen in der Sozialarbeit.

Beziehung und Vertrauen – Grundlagen jeder Intervention

Das Ziel sozialarbeiterischer Interventionen liegt darin, belastende Situationen zu verändern. Dies wird unter anderem erreicht, indem die beteiligten Personen sich ihrer Situation bewusst werden und Verständnis dafür entwickeln, was dazu geführt hat und wer welchen Einfluss darauf hat, sich also auch ihrer Eigen- und Mitverantwortung sowie Selbstbestimmung bewusst werden (Scheier, 2020, S. 95 f.). Je mehr Vertrauen und Beziehung zwischen Sozialarbeiter*innen und involvierten Personen besteht, umso eher kann offen über diese Themen kommuniziert werden. Im besten Fall wird dadurch eine positive Verhaltens- oder Einstellungsveränderung erreicht. Mitunter wirken Sozialarbeiter*innen aktiv auf die involvierten Personen ein, wählen somit ein direktives Vorgehen (Wendt, 2017, S. 197). Dieses „Einwirken" kann jedoch nur zielführend sein, wenn Patient*innen bzw. die Angehörigen selbst eine Veränderung wollen, darin einen Sinn sehen und darauf vertrauen können, dass sich die Situation für sie verbessert.

Es ist daher notwendig, ständig in kommunikative Aushandlungsprozesse mit dem Patienten und den Angehörigen zu treten und möglichst offen und wahrhaftig zu kommunizieren. Vertrauen und Beziehung bilden die Basis der Zusammenarbeit. Deshalb wird in der Sozialarbeit besonders auf beziehungsaufbauende und vertrauensbildende Maßnahmen geachtet. Beziehungsarbeit folgt keinem schematisierbarem Prozess, sondern muss immer wieder neu an die jeweilig individuellen Bedürfnisse und Ressourcen angepasst werden (Wendt, 2020, S. 133). Voraussetzung dafür ist ein kontinuierlicher, persönlicher Kontakt zu den Patient*innen und Angehörigen, der Zeit verlangt. Die Kooperationsbereitschaft und Offenheit der Patient*innen und Angehörigen erhöht sich mit zunehmendem Vertrauen zum Sozialarbeiter.

Spannungsfeld Autonomie, Heteronomie und Intervention

Sozialarbeiterische Interventionen müssen, wie bereits erwähnt, besonders die Partizipation der Patient*innen und Angehörigen am Hilfsprozess sicherstellen, dabei die speziellen Lebensumstände beachten und ein größtmögliches Maß an Autonomie für die jeweilige Lebenspraxis der Patient*innen sowie der Angehörigen wahren (Galuske, 2013, S. 51). Dies gilt für die Problemanalyse und Definition ebenso wie für die geplanten Interventionen.

Genau darin liegt die größte Herausforderung für die Sozialarbeit, denn häufig liegt in der bisher gelebten Lebenspraxis die Ursache problematischer Situationen begründet. Es liegt am Sozialarbeiter, mit Sorgfalt und Sensibilität die Bereiche ausfindig zu machen, in denen es Veränderung braucht. Dabei darf jedoch nicht die gesamte bisherige Lebenspraxis der Patient*innen bzw. ihrer Angehörigen infrage gestellt oder degradiert werden. Dies würde unweigerlich zu einer Beschämung beitragen, die jeglichen ethischen Grundsätzen der sozialen Arbeit widerspricht.

Patient*innen und Angehörige sind die Expert*innen ihrer Lebenspraxis. Ihr Wissen und ihre Erfahrungen müssen wertgeschätzt werden (Wilz et al., 2015, S. 38 ff.). Für jene Bereiche, die zu Überforderung geführt haben, gilt es, zielgerichtete Interventionen zu planen und Hilfestellung zu leisten. Sind diese an die individuelle Lebenspraxis anschlussfähig, können dadurch das Handlungsspektrum, die Lösungskompetenz und die Selbstständigkeit der Patient*innen sowie ihrer Angehörigen erweitert werden. Werden sie jedoch zu intensiv von außen aufgedrängt und als Heteromonie interpretiert, erfolgt meist eine Ablehnung der Hilfestellung (Frewer-Graumann, 2014, S. 186).

Dewe versteht professionelles Handeln in der Sozialarbeit als Unterstützungsangebot zur Bewältigung lebenspraktischer Krisen und Probleme, welches keine perfekten Lösungen anzubieten hat, sondern die Fähigkeit der Patient*innen sowie der Angehörigen zur Problembearbeitung und -lösung ergänzt und erweitert (Dewe et al., 1993, S. 13 f.).

Es ist also nicht vorrangige Aufgabe der Sozialarbeit, Probleme für die Patient*innen und/oder Angehörigen zu lösen, ganz im Gegenteil. Durch die sozialarbeiterische Unterstützung sollen sie befähigt werden, Problembereiche zu erkennen, damit umzugehen bzw. sie zu lösen oder sich zumindest ihren Möglichkeiten entsprechend an der Problemlösung zu beteiligen.

Methodenvielfalt in der Sozialarbeit

Die Komplexität des Gegenstandes mit dem es die Soziale Arbeit zu tun hat, erfordert ein breites Methodenwissen und vielfältige Handlungsansätze (Galuske, 2013, S. 18). Um mit den Patient*innen sowie den Angehörigen passgenaue Hilfen entwickeln zu können, steht der Sozialarbeit ein großes Repertoire an Methoden und Verfahren zur Verfügung, dessen sie sich bedienen kann. Wendt führt in seinem Buch zu Methoden der Sozialen Arbeit an die 90 verschiedene

Methoden und Verfahren an, (Wendt, 2015, S. 15 f.) welche sich seither ständig weiterentwickelt haben und durch neu hinzukommende Ansätze ergänzt werden.

Als Sozialarbeiter braucht es ein fundiertes Überblickswissen hinsichtlich der Methodenvielfalt, aber auch eine vertiefende Einarbeitung in spezielle Methoden, die dem jeweiligen Aufgabenfeld besonders dienlich sind. Nur dadurch kann gewährleistet werden, dass für die jeweilig spezielle Problemlage ein adäquates Methodenarrangement gefunden wird, welches hilfreich und zielführend ist. Schon Alice Salomon hat bereits 1926 postuliert, „Verschiedenes für verschiedenartige Menschen zu tun" (Salomon, 1926, S. 50). Dabei sollten Angebote und Methodik immer an die Problemlagen der Menschen angepasst werden, nie umgekehrt. Es erfordert Flexibilität und Kreativität im Umgang mit den diversen Methoden, um die Vielfalt mancher Problemlagen bearbeiten zu können.

Einfache Handlungsanleitungen oder „Rezepte" werden häufig gefordert und sind auch verführerisch, führen aber meist nur zu einer künstlichen Schematisierung von Problemlagen, die zu kurz greift und nicht zielführend ist (Galuske, 2013, S. 19 f.). Vielfach passiert jedoch genau das. Die Probleme der Menschen werden dem entsprechenden, vorhandenen Behandlungs- und Betreuungsschema angepasst. Jene Probleme, für die es kein Angebot gibt, werden nicht berücksichtigt oder behandelt, statt sie in ein Gesamtbetreuungskonzept zu integrieren. Menschen, deren Probleme in kein Angebot passen, die nicht passungsfähig gemacht werden können, fallen aus den Angeboten heraus. Damit dies nicht passiert, muss Soziale Arbeit für jede Problemlage individuell ein Betreuungskonzept erstellen können. Dabei gibt es meist kein vorgefertigtes Schema. Aus der Fülle des Möglichen das Passungsfähigste zu finden, zu konstruieren, zu adaptieren, darin liegt unter anderem die originäre Leistung der Sozialarbeit. Soziale Arbeit koordiniert dabei das Ineinandergreifen verschiedener Hilfen und begleitet dies über den gesamten Unterstützungsprozess.

Pflegende Angehörige sind mit einer Vielfalt an Aufgaben und Informationen konfrontiert, die sie oftmals überfordern. Sie fühlen sich angesichts der vielen Betreuungssettings, Organisationen, Versicherungen etc. mitunter verloren und wünschen sich eine Person, die hier die Führung und Koordination übernehmen kann (Zambrano et al., 2019, S. 22). Case Management kann dies leisten. Diese Methode gewährleistet durch eine durchgängige fallverantwortliche Beziehungs- und Koordinierungsarbeit Klärungshilfe, Strukturierung, Beratung, Zugang zu notwendigen Dienstleistungen, die Aktivierung von Ressourcen und Vernetzungsarbeit sowie einen qualifizierten, kontrollierten Durchführungsprozess diverser Hilfen (Neuffer, 2013, S. 20 f.).

Case Management ist eine originäre Methode der Sozialen Arbeit, welche neben der Sozialen Diagnostik mit all ihren Verfahren sicher als grundlegende Aufgabe und Teil professionellen Handels in der Sozialen Arbeit einzuordnen ist. Case Management ist mittlerweile zu einem verbreiteten Handlungsansatz im Sozial- und Gesundheitswesen geworden und wird von unterschiedlichen Professionen adaptiert und integriert. Dadurch kommt es zu einem differenzierten Verständnis von Case Management, die Methode wird in unterschiedlicher Ausformung und einer großen Bandbreite gelehrt und angewendet. Oftmals wird Case und Care Management synonym verwendet. Unterschiedliche Haltungen und Zugänge von Expert*innen in der Pflege und der Sozialen Arbeit beeinflussen jeweils auch die Umsetzung dieses Handlungsansatzes (Lehmann, 2013, S. 157 f.).

Die Ablaufmodelle von Case Management gliedern sich in unterschiedliche Phasen und beinhalten die folgenden Handlungsschritte: Vorfeldklärung (Kontaktaufnahme), Assessment (vielfältige Bestandsaufnahme zur sozialen und gesundheitlichen Situation; Zielplanung), abgestimmte Vermittlung der Dienstleistung (Hilfeplan, Koordination), Durchführung der Dienstleistung (Begleitung und Monitoring jener Hilfen, die von anderen Diensten und Personen ausgeführt werden) sowie Entpflichtung und Evaluation (Meinhold, 2012, S. 641).

Ein wesentlicher Aspekt im Case Management besteht darin, unterschiedliche Bedürfnisse, Ansprüche, Leistungsangebote, involvierte Personen etc. so miteinander zu koordinieren, dass ein tragfähiges Unterstützungsarragement entsteht. Dies erfordert mitunter Aushandlungsprozesse, die nicht immer leicht gelingen. Aushandlungsprozesse zu gestalten und Aushandlungskompetenzen zu vermitteln, gehört genuin zum Kompetenzprofil Sozialer Arbeit (Frewer-Graumann, 2014, S. 187).

Für die Unterstützung pflegender Angehörige von Menschen mit Demenz wurde ein Care-Management-Programm konzipiert, welches die Bedürfnisse der pflegenden Angehörigen erfasst, analysiert und bedarfsgerechte Angebote kombiniert (Mantovan et al., 2010, S. 223 ff.).

Grenzen erkennen, zielgerichtet vernetzen

Das Feld der Sozialarbeit ist sehr umfassend, die Problemlagen vielschichtig, woraus zu schließen wäre, dass Sozialarbeiter*innen eine „Allzuständigkeit" zukommt (Galuske, 2013, S. 40 ff.). Auch wenn sie für sämtliche Problemstellungen des Alltags und der Lebensführung zuständig sind, so gibt es klare Grenzen. Sozialarbeiter*innen sind mehr Generalist*innen und Spezialist*innen für das Komplexe. In vielen spezifischen Fragen müssen die entsprechenden Expert*innen hinzugezogen werden. Die Kooperation mit anderen Professionen, die Vernetzung zu anderen Institutionen und das Nutzen bereits vorhandener Ressourcen bilden die Grundlage eines erfolgreichen Unterstützungssystems. Alle problem- und lebensweltrelevanten Systeme sollten einbezogen werden. Sozialer Arbeit kommt die Rolle zu, unterschiedliche Hilfeformen und Maßnahmen miteinander zu verknüpfen und Synergieeffekte zu nutzen (Ritscher, 2020, S. 237 ff.). Interprofessionelle Zusammenarbeit, wie diese in der Palliative Care vielfach schon zur Selbstverständlichkeit geworden ist, spielt auch in anderen Hilfs- und Unterstützungsbereichen eine immer größere Rolle (Ningel, 2011, S. 74).

Palliativsozialarbeit

Der Stellenwert und die Bedeutung von Sterben und Tod mit all ihren dazugehörenden Facetten als Gegenstandsbereich der Sozialarbeit in den Bereichen von Hospiz und Palliative Care ist unumstritten (Hefel, 2019, S. 140). Sozialarbeit kommt in der Palliative Care häufig dann zum Einsatz, wenn es bei der Patientin und/oder den Angehörigen aufgrund der Schwere der Erkrankung und der daraus folgenden Konsequenzen zu einer Überforderung kommt, die nicht vorrangig in pflegerischen oder medizinischen Problemen begründet liegt.

Durch die Erkrankung und ihre Auswirkungen kommt es zu einem Normalitätsverlust, der Alltag kann nicht mehr wie bisher gelebt werden und wird zur Überforderung. Hier setzt Palliativsozialarbeit an. Die Arbeitsgruppe Palliativsozialarbeit der Österreichischen Palliativgesellschaft hat in der Formulierung der Standards, des Aufgaben- und des Tätigkeitsprofils die wesentlichen Grundlagen Sozialer Arbeit in Hospiz und Palliative Care formuliert. Dies beginnt bei der Begleitung und Unterstützung einzelner Betroffener hinsichtlich der Krankheitsbewältigung, der psychosozialen und emotionalen Stabilisierung, dem Bewältigen von Verlusterlebnissen, der Sicherung höchstmöglicher Autonomie bei gleichzeitiger Sicherung der Versorgung, der Achtung individueller Lebensverläufe und Geschichten und deren Integration in die letzte Lebensphase und geht bis zur Unterstützung in Sinnfragen, zur spirituellen Begleitung und zu interkulturellen Fragestellungen (Österreichische Palliativgesellschaft, Arbeitsgruppe Palliativsozialarbeit, 2018, S. 19 ff.).

Oftmals ist Palliativsozialarbeit aufgrund ihrer kommunikativen Kompetenz auch dort gefragt, wo es um herausfordernde Gesprächsformen geht und wo zwischenmenschliche Konflikte im Vordergrund stehen. Dies können Beziehungsschwierigkeiten sein oder Familienkonflikte sowie Probleme mit dem Umfeld, dem sozialen Netzwerk. Immer, wenn es darum geht, Kommunikationsblockaden zu lösen, heikle Themen anzusprechen, zwischen verschiedenen Interessen zu vermitteln, gegenseitiges Verständnis zu erhöhen, Kompromisse zu fördern oder umfangreiche Netzwerkarbeit zu leisten, erbringt die Gesprächsführungskompetenz der Sozialarbeiter*innen gute Dienste (Widulle, 2020, 223 ff.).

Ein weiteres wichtiges Tätigkeitsfeld der Palliativsozialarbeit liegt in der Ressourcenerschließung. Diese beginnt meist damit, Ressourcen der Patient*innen sowie des dazugehörigen Umfeldes ausfindig zu machen, zu fördern und zu stärken. Sie beinhaltet aber auch die Erschließung grundlegender Ressourcen sowie sozialrechtlicher Ansprüche zur Sicherung der benötigten Versorgung bis hin zur materiellen und finanziellen Existenzsicherung.

An Palliativstationen und im Palliativkonsiliardienst sind Sozialarbeiter*innen unter anderem auch stark ins Entlassungsmanagement involviert. Sie begleiten die Übergänge vom Krankenhaus in die häusliche Versorgung oder stationäre Verlegungen, sodass die Betroffenen auch im nachfolgenden Betreuungssetting optimal versorgt sind. Mögliche Schwierigkeiten und Probleme hinsichtlich der Weiterversorgung werden aufgegriffen und so weit wie möglich vor einer Entlassung oder Verlegung in Angriff genommen.

Eine Verlegung in ein Pflegeheim oder stationäres Hospiz wird im Idealfall mit den Betroffenen gemeinsam vorbereitet. Immer wieder kommt es jedoch auch ungeplant, unter Zeitdruck und mehr oder weniger fremdbestimmt, weil es keine Alternative gibt, zu einer Verlegung in ein Pflegeheim. Diese Übergänge sind für die Betroffenen kritische Lebensereignisse, die mit Ängsten, Trauer und Hoffnungslosigkeit schmerzlich einhergehen können. Dies gilt es wahrzunehmen, aufzugreifen und den Patient*innen sowie den Angehörigen Raum zu bieten, um darüber sprechen zu können. Darüber hinaus müssen administrative Vorarbeiten durchgeführt, Anträge gestellt und ein umfassendes Schnittstellenmanagement betrieben werden, damit solche Übergänge gut vonstatten gehen können. In Zeiten von knapper werdenden Ressourcen und Verfügbarkeiten stationärer Langzeitplätze wie auch Pflegediensten ist es besonders herausfordernd, zeitnah geeignete Betreuungssettings zu finden und dabei auch die Wünsche der Betroffenen entsprechend berücksichtigen zu können. Zentrales Aufgabengebiet von Sozialarbeiter*innen ist es, mit unterschiedlichen Systemen zu kommunizieren und dabei die Interessen der Betroffenen zu vertreten. Netzwerkarbeit und Schnittstellenmanagement gehören zum grundlegenden Aufgabengebiet der Palliativsozialarbeit (Frahnow, 2013, S. 173 ff.).

Für die Entlassung ins familiäre Umfeld braucht es mehr als nur die Organisation von Hilfsmitteln. Die speziellen Kontexte, Beziehungsdynamiken, Erlebenshintergründe, Unsicherheiten und Ängste gilt es aufzugreifen und, wenn erforderlich, mit allen Betroffenen zu bearbeiten.

Die Frage ist nicht nur, was die Patientin braucht, sondern auch, was Angehörige brauchen, um gut zu Hause pflegen und betreuen zu können. Diesen Fragen muss bereits im Krankenhaus nachgegangen und die Entlassung dementsprechend vorbereitet werden.

Interventionen durch die Palliativsozialarbeit sind besonders dann angezeigt, wenn es sich um Gefahr im Verzug handelt, massive Vernachlässigung, Verwahrlosung oder Gewalteinwirkung vorliegen. In diesen Fällen muss mitunter direktiv vorgegangen werden, um vorerst die primäre Gefährdung abwenden zu können. Sind Maßnahmen der Krisenintervention und des Konfliktmanagements gefragt, kommt Soziale Arbeit oftmals zum Einsatz oder aber auch, wenn die Problemlage sehr komplex ist, also mehrere belastende Komponenten auf einmal zum Tragen kommen und multiperspektivisch gearbeitet werden muss.

Darüberhinausgehend leistet Palliativsozialarbeit einen wichtigen Beitrag in der Nachbetreuung und Trauerarbeit sowie bei der Koordination von ehrenamtlichen Hospizmitarbeiter*innen, aber auch innerhalb des interprofessionellen Teams, bei ethischen Fragestellungen sowie in der Öffentlichkeits- und Gremienarbeit und in der Qualitätssicherung (Österreichische Palliativgesellschaft, Arbeitsgruppe Palliativsozialarbeit, 2018, S. 23 f.).

Erstkontakt und Psychosoziales Assessment

Beim ersten Kontakt mit den Betroffenen ist es wichtig, möglichst viele relevante Informationen zu erhalten, ohne dabei die Betroffenen zu überfordern oder Unangenehmes gleich zu Beginn zur Sprache zu bringen, es braucht eine besondere Sorgfalt, denn einem guten Anfang kommt eine Schlüsselfunktion in der Qualität der Sozialen Arbeit zu (Kähler, Gregusch, 2015, S. 13). Der Erstkontakt ist auch als Einstimmung zu sehen, um sich gegenseitig kennenzulernen sowie Sicherheit und Beziehung aufbauen zu können (Kiepke-Ziemes, Wasner, 2022, S. 263; Wilz et al., 2015, S. 47). Es braucht Zeit, sich auf das Gegenüber einstellen zu können, sowie Raum und eine ergebnisoffene, respektvolle Haltung, um die Lebensgeschichten, Bedürfnisse, Sorgen und Ansprüche erfahren zu können.

Das psychosoziale Assessment dient dazu, sich einen Überblick über Situation, Problemlagen, Ressourcen und Themen zu verschaffen, Dringlichkeiten abzuleiten, Gewichtungen hinsichtlich der Problemlagen vorzunehmen und erste Interventionen zu setzen bzw. zu planen. Beim ersten Kontakt mit der Patientin sowie den Angehörigen werden vor allem Informationen zur Wohnsituation, dem familiären Kontext, der Betreuung und Pflege, dem Umfeld, den sozialen Beziehungen und Netzwerken sowie dem Stand, Wissen und Umgang mit der Erkrankung erhoben. Darüber hinaus sind aber auch Fragen zum Beruf oder der beruflichen Vergangenheit, der finanziellen Situation und den sozialen Bezügen, der Biografie, der religiösen Haltung sowie Informationen zu möglichem Unterstützungsbedarf, Problemfeldern, Ressourcen aber auch Erwartungen von Bedeutung (Pußwald, 2021, S. 113 ff.).

Natürlich können all diese Fragen nicht im Erstgespräch abgeklärt und besprochen werden. Ein psychosoziales Assessment ist nicht als einmaliges Instrument zu sehen, welches nur zu Beginn des Kontaktes angewandt wird; vielmehr begleitet es den gesamten Beratungs- und Betreuungsverlauf. Immer wieder werden neue Informationen hinzugefügt sowie sich verändernde Faktoren eingearbeitet. Das Erstgespräch sollte demnach nicht dazu dienen, alle Themen punktuell wie bei einer Checkliste abzufragen.

Meist stehen dringende Probleme oder Fragestellungen im Raum, anhand derer man sich den anderen Themenfeldern nähern kann. Vielfach ist es auch hilfreich, das Aufgabenfeld und die Unterstützungsmöglichkeiten der Sozialarbeiter*innen vorzustellen und dann die Patient*innen sowie die Angehörigen aufzufordern, von sich aus zu erzählen.

Das psychosoziale Assessment enthält unter anderem auch intime, persönliche Informationen, mit denen sensibel umzugehen ist und die auch eine gewisse Vertrautheit voraussetzen, welche sich nicht immer gleich beim ersten Kontakt einstellt. Die Patientin oder die Angehörige gibt vor, worüber sie sprechen möchte. Dennoch wird es im Laufe des Betreuungsprozesses auch erforderlich sein, heikle Themen anzusprechen.

Dies angemessen und mit Bedacht zu tun, ist die Voraussetzung dafür, dass sich die Patient*innen sowie die Angehörigen öffnen und darauf einlassen können. Gerade bei schwierigen Themen ist es deshalb besonders wichtig, aufmerksam auf die Reaktionen des Gegenübers zu achten. Oftmals sagen Mimik und Gestik viel darüber aus, ob ein Thema für das Gegenüber schwierig ist. Hier einerseits vorsichtig zu motivieren, über belastende Themen zu sprechen, andererseits aber auch Grenzen anzuerkennen, gebieten die Achtung und der Respekt vor dem Gegenüber.

Einen besonderen Stellenwert im Assessment haben die Angehörigen. Sie geben vielfach den Ausschlag, ob eine Versorgung zu Hause gelingen kann. Darüber hinaus zählen sie auch zum Klientel der Palliativsozialarbeit, Patient*innen und Angehörige bilden eine „unit of care", beiden soll Unterstützung und Hilfe zukommen (Steele, Davies, 2015, S. 52). Um sich relativ gut und anschaulich einen Überblick über komplexe Familiensituationen verschaffen zu können, wird in der Sozialen Arbeit vielfach das Genogramm angewendet, welches folglich kurz erklärt und dargestellt wird.

Anhand von verschiedenen Symbolen werden Personen abgebildet und mit unterschiedlichen Verbindungslinien in Beziehung gesetzt. Durch das Genogramm können familiäre sowie soziale Strukturen visualisiert werden. Dabei werden nicht nur aktuelle Akteur*innen dargestellt, sondern all jene, die für die Patientin von Bedeutung sind. Die Genogrammarbeit stellt somit einen Zusammenhang zwischen der aktuellen Familiensituation, den „unsichtbaren Bindungen" und den Nachwirkungen verdrängter Schicksale der Eltern und Großeltern her (Beushausen, 2012).

Folgende Symbole werden den Personen entsprechend zugeordnet:

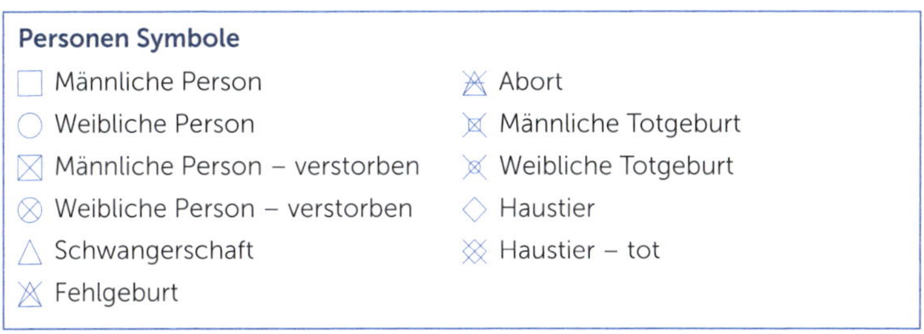

Abb. 3: Zuordnung von Symbolen
(https://edoc-systems.de/genogramm-designer/

Um die Personen zueinander in Beziehung zu setzen, stehen folgende Verbindungsvarianten zur Verfügung:

Paarbeziehungen

- Verheiratet
- Verheiratet – mit Symbol
- Verheiratet – in Trennung lebend
- Verheiratet – Trennung/Scheidung geplant
- Verheiratet – geschieden
- Verheiratet – geschieden/faktisch aufgehoben
- Verheiratet – verwitwet
- Lebenspartnerschaft
- Lebenspartnerschaft – mit Symbol
- Lebenspartnerschaft – in Trennung lebend
- Lebenspartnerschaft – Trennung/Entpartnerung geplant
- Lebenspartnerschaft – entpartnert
- Lebenspartnerschaft – entpartnert/faktisch aufgehoben
- Lebenspartnerschaft – partnerhinterblieben
- Lebensgemeinschaft
- Lebensgemeinschaft – in Trennung lebend
- Lebensgemeinschaft – Trennung geplant
- Lebensgemeinschaft – getrennt
- Lebensgemeinschaft – hinterblieben
- Zweckgemeinschaft
- Verhältnis
- Gewalt-Verhältnis
- Unbekannt

Abb. 4: Verbindungsvarianten (https://edoc-systems.de/genogramm-designer/)

Auch die Beziehungsqualität kann durch unterschiedliche Darstellungen sichtbar gemacht werden:

Emotionale Beziehungen

- normal/einfach
- gleichgültig/indifferent
- distanziert/schlecht
- entfremdet/zerstritten
- Zwietracht/Streit
- Hass/Abneigung
- harmonisch/einvernehmlich
- freundschaftlich
- intim
- verschmolzen
- Misstrauen
- feindselig
- gewalttätig
- körperlicher Missbrauch
- emotionaler Missbrauch
- sexueller Missbrauch
- Vernachlässigung, Missbrauch
- manipulativ
- kontrollierend
- eifersüchtig
- fokussiert auf
- bewundert …
- verliebt
- unbekannt

Abb. 5: Beziehungsqualität (https://edoc-systems.de/genogramm-designer/)

Ausgangspunkt des Genogramms ist die Patientin. Sie wird mit einer nochmaligen Umrandung des Symbols hervorgehoben. Im Folgenden soll das Genogramm anhand eines Beispiels veranschaulicht werden:

Lea ist 61 Jahre alt und an Brustkrebs erkrankt; sie ist mit Franz, 65 Jahre alt, verheiratet.

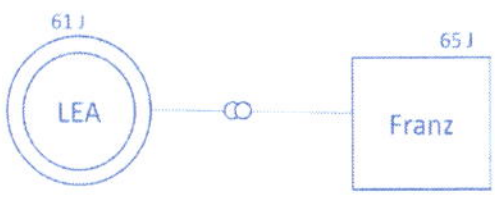

Abb. 6: Lea und Franz (1)

Gemeinsam haben sie drei Kinder: Susi, 40 Jahre, Hans, 38 Jahre, und Michael, 33 Jahre.

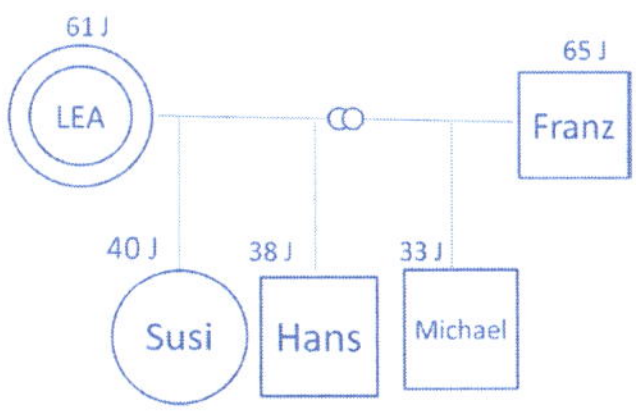

Abb. 7: Lea und Franz (2)

Franz hatte vor seiner Beziehung zu Lea ein Verhältnis mit Gerti. Mit ihr hat er eine Tochter, Sarah, sie ist 44 Jahre alt. Die Beziehung zu Gerti ist kurz nach der Geburt von Sarah in die Brüche gegangen, zu Gerti und auch zu Tochter Sarah besteht kein Kontakt.

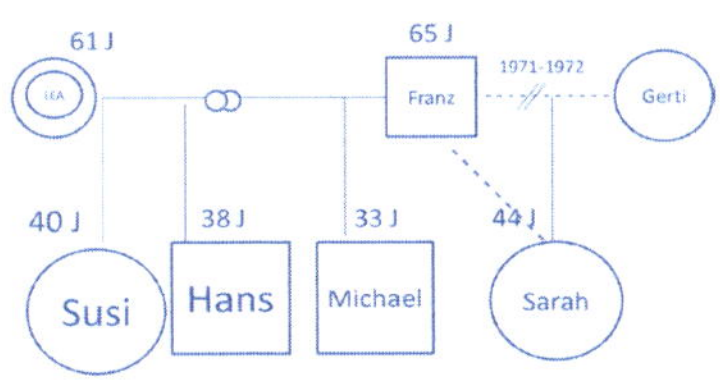

Abb. 8: Lea und Franz (3)

Leas Vater ist bereits vor fünf Jahren gestorben, ihre Mutter ist 82 Jahre, an Demenz erkrankt und lebt im Pflegeheim. Lea besucht sie wöchentlich. Sie hat noch einen Bruder, Horst, der mit Gabi verheiratet ist und zwei Kinder hat: Marie und Sophie. Zu Horst, Gabi und den Kindern gibt es eine innige Verbindung, Lea ist sogar Sophies Taufpatin. Da der Bruder mit seiner Familie in Deutschland lebt, sehen sich die Familien allerdings selten.

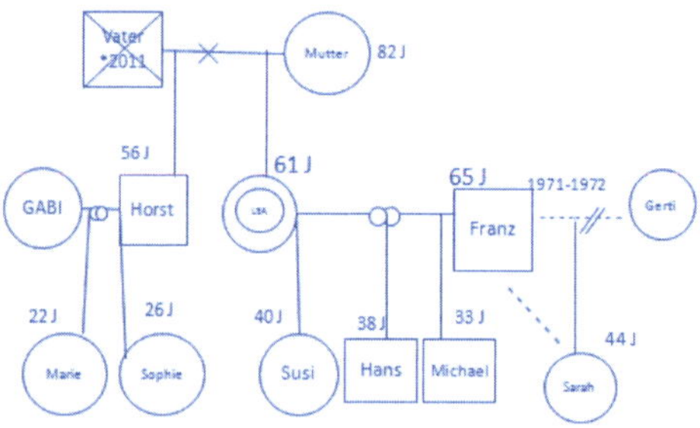

Abb. 9: Lea und Franz (4)

Die Eltern von Franz leben beide im Nebenhaus; der Vater, Franz senior, ist 87 Jahre, die Mutter, Erna, 85 Jahre. Sie können den Alltag noch selbst bewältigen, im Haushalt helfen Lea, Franz und die Enkelkinder mit bzw. erledigen sie auch Besorgungen für die Eltern oder Großeltern. Franz hatte noch einen jüngeren Bruder, Alois; dieser ist im Alter von 25 Jahren bei einem Autounfall gestorben.

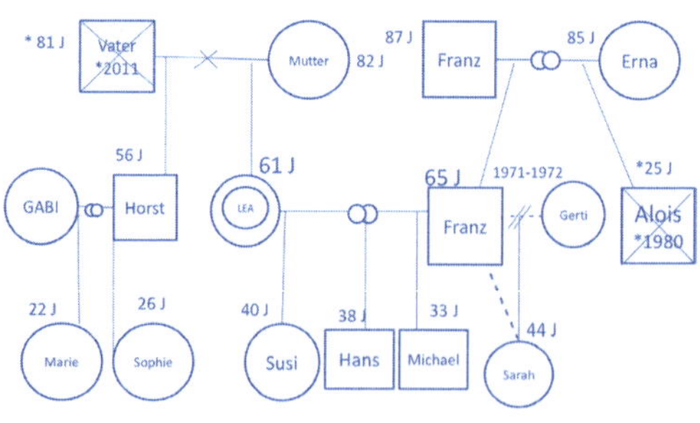

Abb. 10: Lea und Franz (5)

Susi lebt in einer Lebenspartnerschaft mit Joe und hat zwei Kinder: Florian, 12 Jahre, und Anna, 10 Jahre. Hans ist geschieden, er war mit Elena verheiratet, sie haben einen Sohn Paul, 8 Jahre. Michael hatte bislang keine längerfristigen Beziehungen und lebt aktuell alleine. Er hat keine Kinder, kümmert sich aber oft um seine Neffen und die Nichte.

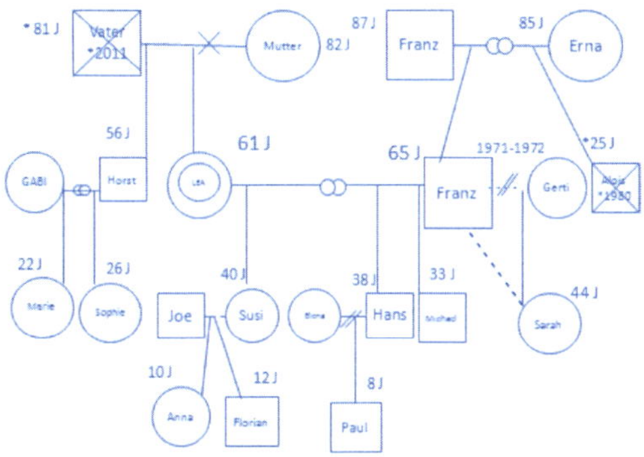

Abb. 11: Lea und Franz (6)

Die Erstellung eines Genogramms dient nicht nur dazu, einen guten Überblick über die Familienstruktur zu erhalten. Durch Geschichten und Erzählungen zu den jeweiligen Familienmitgliedern erhält man tiefe Einblicke darüber, wie die einzelnen Familienmitglieder zueinanderstehen, welche Probleme oder Konflikte es womöglich gibt, aber auch, welche Ressourcen innerhalb des Familienverbandes vorhanden sind.

Auch das Thema Krankheit kann dabei in den Fokus rücken. Bereits gemachte Erfahrungen mit dem Thema Krankheit innerhalb des Familienverbandes können Aufschluss darüber geben, wie damit umgegangen wird und welche Gefühle damit in Verbindung stehen (Ohnmacht, Abhängigkeit, Hilfebedürftigkeit, Helfen-Wollen, Verzweiflung, Akzeptanz, Sprachlosigkeit, etc.). An vielleicht bereits erfolgte gelungene Bewältigung, Familienzusammenhalt und Zuversicht kann angeknüpft werden (Kühling, Richter, 2009, S. 250). Es muss auch festgehalten werden, dass die Genogrammarbeit ein sensibles Vorgehen erfordert. Scheinbar harmlose Fragen können mitunter höchst emotionale Reaktionen hervorrufen, die entsprechend aufgegriffen und thematisiert werden müssen. Wenn Fragen nicht beantwortet werden, ist dies auch häufig ein Zeichen dafür, hier mit besonderer Vorsicht vorzugehen und auch eine Nichtbeantwortung zu thematisieren, bzw. offen zu lassen, wenn das Gegenüber nicht darüber sprechen möchte (Wendt, 2017, S. 143 f.). Das Genogramm zu erstellen ist als Prozess zu verstehen, es kann immer wieder ergänzt und verändert werden. Da es eine gewisse Vertrauensbasis voraussetzt, sich hinsichtlich familiärer Geschichten zu öffnen, ist es nicht ratsam, dieses Instrument direkt am Beginn eines Betreuungsprozesses einzusetzen (Belardi, 2019, S. 169).

Das Genogramm wurde in erster Linie entwickelt, um die Familienstrukturen abzubilden. Da aber auch das Umfeld und die sozialen Kontakte außerhalb der Familie eine Rolle spielen, kann ergänzend zum Genogramm eine Netzwerkkarte erstellt werden. Auf dieser werden in vier Sektoren (Freund*innen/Bekannte; Schule/Beruf; professionelle Beziehungen; Familie) die relevanten Personen abgebildet. Durch unterschiedliche Verbindungslinien kann dargestellt werden, wie eng oder lose das soziale Umfeld miteinander in Verbindung steht und um welche Personen herum sich eine Verdichtung ergibt (Pantucek-Eisenbacher, 2019, S. 187 ff.).

Sind die An- und Zugehörigen erst einmal identifiziert, gilt es, ihnen besondere Aufmerksamkeit zukommen zu lassen. Während des Betreuungsprozesses kann sich die An- bzw. Zugehörigenstruktur aus unterschiedlichen Gründen verändern. Dementsprechend müssen auch Unterstützungsbedarfe wieder neu adaptiert werden.

Balance zwischen Palliativpatient*innen und Angehörigen finden

In der Palliative Care liegt das Hauptaugenmerk auf dem erkrankten Menschen, der Palliativpatientin, wobei in der Palliativsozialarbeit die Patient*innen und die dazugehörigen Angehörigen immer als Einheit gesehen werden (Nau, 2014, S. 68). Dennoch bilden vorrangig die Patient*innen den Ausgangspunkt sämtlicher Interventionen und müssen so weit wie möglich in relevante Entscheidungen einbezogen werden.

Selbst wenn es verführerisch ist, anstehende Fragen eher mit den Angehörigen zu klären anstatt mit der Betroffenen, vor allem wenn sie in ihrer kognitiven Leistungsfähigkeit eingeschränkt ist und es eine andere als die gewohnte Sprache braucht, darf die Palliativpatientin nicht umgangen werden. Die wesentlichen Grundfragen sind so weit wie möglich mit ihr zu klären, die Details darüber können in weiterer Folge mit den pflegenden Angehörigen besprochen werden – vor allem dann, wenn mit den Kräften der Palliativpatientin besonders sorgsam umgegangen werden muss.

In manchen Fällen kann es vorkommen, dass die Palliativpatientin mit der Sozialarbeit keinen Kontakt wünscht, die Angehörigen die Unterstützung aber gerne annehmen. Diese Konstellation ist zwar möglich, aber nicht ideal, denn die mutmaßliche Meinung der Palliativpatientin muss trotzdem mitbedacht und integriert werden. Durch die Unterstützung und Begleitung von pflegenden Angehörigen verbessert sich meist ihre Lage oder zumindest der Umgang mit Problemen und Schwierigkeiten, sodass dies wiederum positive Auswirkung auf die Betreuung der zu pflegenden Angehörigen hat und somit auch ihr zugutekommt.

Eine besondere Herausforderung in der Palliativsozialarbeit liegt in der Vermittlung und Aushandlung zwischen Patienten- und Angehörigeninteressen und im Umgang mit divergierenden Ansichten,

Interessen und Bedürfnissen. Hier einen für alle gangbaren Weg zu finden, erfordert Sensibilität, fachliches Können, Vertrauen und eine konstruktive Beziehung zu allen Beteiligten. Grundsätzlich sind in erster Linie die Bedürfnisse der Schwächeren zu wahren. Bei einer flüchtigen Betrachtung ist nicht immer genau ersichtlich, wer denn nun tatsächlich die Schwächere im System ist. Machtverhältnisse und Abhängigkeiten gilt es zu erkennen und jene zu stärken, die selbst nicht die Kraft oder Möglichkeit haben, ihre Bedürfnisse durchzusetzen. Auch die Angemessenheit von Wünschen und Erwartungen gilt es, immer wieder zu reflektieren und zu besprechen. Zu hohe Erwartungen oder unerfüllbare Forderungen führen rasch zu negativen Gefühlen, Überforderung und Konflikten, die nicht immer offen ausgetragen werden. Auf der einen Seite fällt es Angehörigen mitunter schwer, dem zu pflegenden Menschen mit seinen Forderungen Grenzen zu setzen, andererseits gibt es auch pflegebedürftige Menschen, die sich selbst nur noch als Last für die pflegenden Angehörigen empfinden und ihre Wünsche und Forderungen komplett vernachlässigen. Solche Dynamiken müssen erkannt und thematisiert werden.

Die Beziehung zwischen der Patientin und der pflegenden Angehörigen kann problembehaftet und wechselhaft sein. Oftmals spielen Machtdynamiken eine Rolle, aber auch Gefühle wie Missgunst und Aggression sowie Schuldzuweisungen, moralische Verpflichtung, Bevormundung oder aufopfernde Fürsorge, überschwängliche Dankbarkeit sowie symbiotische Abhängigkeit beeinflussen das Betreuungsgeschehen. Diese Faktoren und deren Auswirkungen hinsichtlich des Betreuungsprozesses müssen bekannt sein und transparent gemacht werden, um daraus resultierende Probleme oder Konflikte auch bearbeiten zu können.

Angehörigenbetreuung gestaltet sich unterschiedlich und hängt auch mit der Anzahl der involvierten Personen zusammen. Viele Angehörige können bei konstruktiver Zusammenarbeit eine enorme Entlastung für die Hauptpflegeperson bringen. Bei destruktiven Handlungen, Vorwürfen oder einer Marginalisierung der täglichen Arbeitsanforderung können sie jedoch auch eine zusätzliche Belastung darstellen (Frewer-Graumann, 2014, S. 131). Das Zusammenspiel muss gut organisiert, ein funktionierendes Unterstützungsarrangement ausgehandelt werden. Eine schwere, lebensbedrohliche Erkrankung ist für alle involvierten Personen eine massive Belastung, mit der auch die Angehörigen unterschiedlich umgehen. Oftmals gibt es unter den Angehörigen unterschiedliche Auffassungen darüber, wie „gute Pflege" auszusehen hat.

Hier sei anzumerken, dass die perfekte Betreuung von niemandem geleistet werden kann. Immer wieder wird es Unsicherheiten, Schwierigkeiten und Grenzsituationen geben, die zu Überforderung führen. Je eher man sich mit den eigenen Grenzen und Unzulänglichkeiten auseinandersetzt und diese auch zulässt, umso leichter wird es möglich sein, Hilfe anzunehmen und Entlastung zuzulassen. „Seien Sie also auch verständnisvoll mit sich selbst, mit Ihren Unzulänglichkeiten und Schwächen" (Krebsliga Schweiz, 2012, S. 5).

„Runder Tisch" – alle an einen Tisch!

Sind mehrere Angehörige in die Betreuung involviert, kommt hinzu, dass es unterschiedliche Rollen und komplexe Beziehungsdynamiken gibt, die nicht immer rasch zu erkennen sind. Ein richtiges Maß an Kommunikation mit den Angehörigen – weder ein Zuviel noch ein Zuwenig – muss gefunden werden. Unterschiedliche Standpunkte sollten möglichst offengelegt und besprochen werden. Als hilfreich erweist es sich, eine Hauptansprechperson zu finden, die die Informationen an die anderen weitergibt. Zumeist ist dies auch jene Person, die für die Betreuung und Versorgung die Hauptverantwortung trägt.

Auch Angehörige, die womöglich aufgrund einer besonders fordernden Beschäftigung oder räumlicher Distanz wenig in den aktiven Pflegeprozess involviert und daher in einem geringeren Ausmaß präsent sind als andere, müssen ihren Platz innerhalb des Betreuungssystems erhalten. Um unterschiedliche Standpunkte und Bedürfnisse sowie die Informationsweitergabe und die Beteiligung an der Betreuung und Pflege offenlegen und organisieren zu können, ist ein sogenannter „runder Tisch" hilfreich (siehe den Abschnitt „Familiengespräche", S. 87). Der „runde Tisch" wird in der Palliativbetreuung im Krankenhaus mitunter angewendet, um mit allen Beteiligten (Patient*in, Angehörige, allen involvierten Berufsgruppen, ehrenamtlicher Begleiter) über Zielsetzungen, Bedürfnisse, Erwartungen und Informationen offen sprechen zu können. Dabei entscheidet die Patientin, worüber in der Runde gesprochen werden soll und worüber nicht (Eychmüller, 2020, S. 134 ff.). Die Methode „runder Tisch" kann somit gut für die Angehörigenbetreuung adaptiert werden.

Bei dieser besonderen Form des Angehörigengesprächs ist darauf zu achten, dass alle relevanten Angehörigen daran teilnehmen können. Sollte dies jemandem aus bestimmten Gründen nicht möglich sein, ist es ratsam, ihre Meinung vorab einzuholen. Wichtig ist es auch, im Vorfeld den Rahmen festzulegen und welche Inhalte dort besprochen werden können, welche womöglich aber auch nicht.

Es erfordert unter anderem fachliches Können, Kommunikationskompetenz, Erfahrung und Moderationskompetenz, um solche Angehörigengespräche („runder Tisch") zielführend und konstruktiv zu leiten. Diese Gespräche können Konflikte zu Tage bringen, die womöglich schon lange im Familienverband vorhanden sind und die sich am „runden Tisch" nicht immer lösen lassen werden. Es kann aber durchaus gewinnbringend sein, Einblicke in dieses Konfliktgeschehen und die Dynamiken zu erhalten, um als Helferin konstruktiv damit umgehen zu können. Je nach Themenschwerpunkt ist es hilfreich, sich eine fachkompetente Profession hinzuzuholen. Geht es um Unstimmigkeiten hinsichtlich medizinischer Behandlungen, ist es sinnvoll, eine Ärztin hinzuzuziehen, stehen pflegerische Probleme im Vordergrund, ist es notwendig, jemanden von der professionellen Pflege am „runden Tisch" zu haben.

In jedem Fall muss dafür gesorgt sein, dass auch nach dem „runden Tisch" noch die Möglichkeit eines Gesprächs angeboten wird. Es braucht einen Rahmen, um Dinge, die offen geblieben oder womöglich nur schwer anzunehmen sind, weiter bearbeiten zu können.

Unter Umständen kann es auch notwendig sein, Vereinbarungen oder Arbeitsaufteilungen in Form eines Protokolls festzuhalten, welches dann allen Beteiligten ausgehändigt wird. Auch wenn diese Form der Angehörigenarbeit mit erhöhtem Aufwand verbunden ist, können dort Regeln und Vereinbarungen getroffen werden, auf die man sich in der weiteren Zusammenarbeit berufen kann, die aber auch auf ihre Tauglichkeit in der Praxis zu prüfen und unter Umständen zu adaptieren sind. Die Ergebnisse und Erkenntnisse aus dem „runden Tisch" können die Arbeit in der Folge jedenfalls erleichtern.

Betroffen und betreuend zugleich

Pflegende Angehörige haben eine besondere Rolle im Betreuungskontext von Palliative Care – sie sind Betroffene und Betreuende zugleich, was mit diversen Spannungen einhergehen kann (Brandstätter, 2014, S. 68). Da sich die Erkrankung einer Angehörigen unmittelbar auf die Lebensumstände der pflegenden Angehörigen auswirkt, erleben diese sich stark in der Rolle der Betroffenen. Sie sind mit der Betreuung der zu Pflegenden betraut, die meist mit einem hohen Verantwortungsgefühl einhergeht. Außerdem sind sie mit dem Prozess des Abschiednehmens beschäftigt. Eigene Bedürfnisse, Sozialkontakte und Freizeitaktivitäten müssen hintangestellt werden, Zukunftsängste und Unsicherheiten, wie es nach dem Tod der Angehörigen weitergehen wird, belasten (Student et al., 2020, S. 49 ff.). Rollen verändern sich, vor allem wenn die Krankheit mit kognitiven Einschränkungen einhergeht. Plötzlich müssen Dinge, die die zu pflegende Angehörige bisher erledigt hat, übernommen werden, und neue Aufgaben kommen noch hinzu (Wilz, et al., 2015, S. 15; Wagner, 2014, S. 63).

Pflegende Angehörige haben manchmal das Gefühl, dass sie aufhören, als Individuum zu existieren, und nur mehr für den zu pflegenden Menschen da sein müssen. Sie sind der Rolle der Betreuenden, die sich um die Angehörige kümmern müssen und auch Verantwortung für sie übernehmen, verhaftet.

Pflegende Angehörige werden viel zu oft vorrangig in der Rolle der Betreuenden gesehen, ihre Bedürfnisse werden nur selten wahrgenommen, sogar von ihnen selbst zurückgestellt. Umso wichtiger ist es, konkret danach und nach den Sorgen und Ängsten zu fragen. Dafür muss entsprechend Zeit eingeplant werden, soll es nicht nur bei einer Höflichkeitsfrage bleiben.

Das Ernstnehmen der Bedürfnisse pflegender Angehöriger, das gemeinsame Suchen nach Lösungen, die die Situation entschärfen, bzw. das Setzen von Interventionen, die in der aktuellen Situation hilfreich und entlastend sind, ist von unschätzbarem Wert für den gesamten Betreuungskontext. Für die Sozialarbeiter*innen ist es besonders wichtig, kontinuierlich in den Betreuungskontext eingebunden zu sein, damit sie situative, prozessorientierte und vorausschauende Einschätzungen hinsichtlich des Belastungsgrades und möglicher drohender Überforderung vornehmen können. Dadurch können frühzeitig Gegenmaßnahmen besprochen und eingeleitet und somit eine Eskalation oftmals vermieden werden.

Hilfreiches und Erschwerendes im Betreuungsprozess

Pflegende Angehörige versuchen die Herausforderungen des Pflegealltags so gut wie möglich selbst zu managen. In vielen Fällen gelingt dies über weite Strecken gut. Besonders wertvoll ist es, neben all den problemhaften Situationen immer wieder den Blick auf die Ressourcen und all die Bereiche, die gut laufen, zu lenken. Dies wirkt motivierend und gibt Selbstvertrauen. Die Pflege und Betreuung einer Angehörigen und die Begleitung in der letzten Lebensphase ist mit viel Aufwand und Anstrengung verbunden, kann aber auch als besonders bereichernd erlebt werden (Bubolz-Lutz, 2011, S. 2; Wilz et al., 2015, S. 16).

Pflegende Angehörige werden nicht immer ausreichend über medizinische Vorgänge informiert, obwohl sie es sind, die primär mit den Auswirkungen und Begleiterscheinungen der Erkrankung umgehen können sollen. Eine umfassende Information und das Einbezogenwerden in medizinische Entscheidungen wirkt sich positiv auf die Situation und die Belastungsfähigkeit der pflegenden Angehörigen aus, wohingegen Ungewissheit und Unwissen als starke Belastungsfaktoren gelten (Rizza, Mathis, 2019, S. 190 f.). Hier wäre rechtzeitig darauf zu achten, eine offene Kommunikation auf Augenhöhe zwischen Patientin, Angehörigen und professionellen Unterstützungspersonen zu fördern bzw. eine entsprechende Vorsorgevollmacht zu erstellen, um an alle Informationen kommen zu können.

Besonderes Augenmerk sollte auf eine gute Balance zwischen Selbstfürsorge und Fürsorge für die zu pflegende Angehörige gelegt werden. Tätigkeiten wie Lesen, Sport, Handarbeiten, Beschäftigungen mit Kunst oder der Natur usw. sind ein wertvoller Ausgleich, aus dem wieder neue Kraft geschöpft werden kann. Ist dafür nicht genügend Spielraum vorhanden, ist das Risiko einer Überbelastung besonders hoch.

Verhaltenseinschränkungen und -auffälligkeiten beim zu pflegenden Menschen beeinträchtigen das Wohlbefinden pflegender Angehöriger massiv. Herausfordernde Verhaltensweisen wirken sich negativ auf die Beziehungsqualität zwischen Patientin und pflegenden Angehörigen aus und können bei pflegenden Angehörigen depressive Verstimmungen auslösen (Wilz et al., 2015, S. 13 f.). Weitere Faktoren, die die Betreuung erschweren, sind psychische Beeinträchtigung oder Erkrankungen sowohl seitens der Patient*innen als auch der pflegenden Angehörigen, eine bereits vorbelastete Beziehung zwischen der Patientin und den pflegenden Angehörigen sowie eine komplett negative Sicht auf die Erkrankung und die daraus resultierenden Auswirkungen auf das eigene Leben (Brandstätter, 2014, S. 71 ff.).

Auch die Beziehungsintensität spielt eine nicht außer Acht zu lassende Rolle: Je enger sie ist, umso größer das Ausmaß der Belastungen. Seidl und Labenbacher konnten in ihrer Studie belegen, dass emotional sehr abhängige Angehörige der Meinung sind, dass der kranke Mensch enorm viel von ihnen verlangt. Sie erleben mehr Ärger im Pflegeprozess, können ihre eigenen Bedürfnisse nicht wahrnehmen und auch nicht befriedigen. Sie schätzen die eigenen gesundheitlichen Probleme und ihre Ängstlichkeit höher ein als pflegende Angehörige, die in keinem so engen emotionalen Abhängigkeitsverhältnis stehen. Emotional autonome pflegende Angehörige können sich in der Pflege Freiräume schaffen, ohne dabei Schuldgefühle zu verspüren, und sie fühlen sich der Pflegesituation weniger ausgeliefert (Auzinger, 2009, S. 77; Seidl, Labenbacher, 2007, S. 24 f.).

Besonders belastend sind auch finanzielle Nöte und Sorgen sowie Zukunftsängste hinsichtlich der eigenen künftigen Existenz. Im Kapitel „Beratung, Unterstützung und Information in sozialrechtlichen Fragen sowie über finanzielle Unterstützungsmöglichkeiten", S. 137, wird ein breites Leistungs- und Unterstützungsangebot näher beschrieben. Das Wissen um gute Bedingungen sowie erschwerende Faktoren im Betreuungsprozess von schwer erkrankten, pflegebedürftigen Angehörigen und ein achtsamer Blick darauf sind der erste Schritt, um hier entsprechende Verstärkung oder Gegenmaßnahmen entwickeln und einleiten zu können.

Anzumerken sei hier noch, dass sich die Bedürfnisse von Angehörigen unterschiedlich gestalten können und auch unterschiedlich gewichtet werden. Darauf ist jedenfalls Rücksicht zu nehmen. Finanzielle Engpässe während der Zeit der Pflege sind z. B. für manche Angehörige kaum zu ertragen, für andere wieder weniger ein Problem.

Eine Sammlung entlastender Faktoren

Pflegende Angehörige leisten auf vielen Ebenen Unterstützung, somit braucht es nicht nur einzelne Unterstützungsmaßnahmen, sondern eine Vielfalt an verlässlichen, aufeinander abgestimmten Unterstützungsangeboten sowie die gesellschaftliche Anerkennung dieser wertvollen Tätigkeit. „Entlastung allein – schon gar in Form einzelner Dienstleistungen, die man sich selbst zusammensuchen muss – genügt nicht. Soll Pflege zu Hause Zukunft haben, braucht es ein vernetztes System von Unterstützungsleistungen, in denen Kooperation funktioniert und die Autonomie von Pflegebedürftigen und Angehörigen respektiert wird. Mitsprachemöglichkeiten für diese Personengruppen sind notwendig" (Bubholz-Lutz, 2011, S. 5). Einige Aspekte und Möglichkeiten sollen im Folgenden angeführt werden.

„Passen Sie gut auf sich auf!"

Dieser Satz kann nicht oft genug ausgesprochen und in konkrete Handlungsoptionen übersetzt werden. Es sollten mit den pflegenden Angehörigen konkrete Strategien erarbeitet werden, wie sie selbst wieder Zugang zu ihren Bedürfnissen und Empfindungen erhalten und diese auch so gut wie möglich befriedigen können. Es gehört zum Repertoire des professionellen Helfersystems, Anregungen zur Selbstfürsorge zu geben. So können z. B. Achtsamkeitsübungen hilfreich sein, um mit sich selbst sorgsam umgehen zu lernen.

„W"-Fragen

Eine weitere Möglichkeit der Selbstfürsorge bieten sogenannte „W"-Fragen. Diese können mit den Angehörigen erarbeitet werden, damit sie sich selbst über ihre Situation klarer werden. Solche „W"-Fragen können sein: „Was kann ich?", „Was brauche ich?", „Was tut mir gut?", „Was will ich?", „Was mache ich sicher nicht?", „Was überfordert mich?", „Womit muss ich lernen umzugehen?", „Was muss ich akzeptieren?", „Was möchte ich verändern?", „Wo brauche ich Hilfe?", „Wie erhalte ich Hilfe?", „Was sind meine Kraftquellen?" In erster Linie müssen Angehörige diese Fragen für sich klären. Es ist aber für den Unterstützungsprozess gewinnbringend, diesen Fragen mit den Angehörigen gemeinsam nachzugehen und sie zu motivieren, sich damit auseinanderzusetzen.

Sicherheit stärken – Ängste abbauen

Pflegende Angehörige sind vor allem zu Beginn oft mit Situationen konfrontiert, die für sie neu sind und Unsicherheit hervorrufen. Diese Unsicherheiten können sich bis zu massiven Ängsten steigern. Die Angst vor Problemen, die noch auf sie zukommen könnten und mit denen sie womöglich nicht zurechtkommen, führt häufig zu massiver Überforderung. Es gilt daher, diese Ängste zu reduzieren, indem man die Sicherheit und das Selbstbewusstsein der pflegenden Angehörigen stärkt. Je mehr Information, Anleitung und Lernmöglichkeiten sie erhalten, umso besser gelingt dies. Die Belastbarkeit wird größer und das Selbstbewusstsein steigt, wenn ihnen die Erfahrung zeigt, dass sie Pflegesituationen selbst meistern können. „Haben Angehörige das Gefühl, die Lage unter Kontrolle zu haben, gibt ihnen dies eine gewisse Ruhe" (Auzinger, 2009, S. 24). Anlaufstellen, Kompetenzzentren und eine Rund-um-die-Uhr-Hotline können hier wertvolle Dienste leisten und helfen, Angst zu reduzieren. Dies ist auch im Hinblick auf die eigene Gesundheit wichtig, da Angst zu den krankmachenden Faktoren zu zählen ist. Angehörige haben vor allem in der letzten Lebensphase des zu pflegenden Angehörigen ein Bedürfnis nach Verbundenheit. Die Möglichkeit, Fachpersonen jederzeit anrufen und um Rat fragen zu können, vermittelt gerade in dieser Phase ein Gefühl der Sicherheit (Zambrano et al., 2019, S. 21).

Umgang mit Gefühlen

Während eines Pflege- und Betreuungsprozesses werden Angehörige nicht nur mit Angst, sondern mit einer Fülle unterschiedlicher Gefühle konfrontiert. Wut, Aggression, Schuld, Enttäuschung, Entmutigung, Verzweiflung, Traurigkeit, Unsicherheit und Scham (sich intim pflegen zu lassen/intim zu pflegen kann eine enorme Hürde darstellen) sowie Ekel – um nur einige zu nennen – können oft sehr kräfteraubend sein. Das Gefühl der Hilflosigkeit und Ohnmachtsgefühle, die durch zunehmenden Kontrollverlust ausgelöst werden, können das Gefühl der Schutzlosigkeit immer stärker werden lassen.

Gefühle machen Menschen menschlich und es gilt, sie wahrzunehmen und nicht zu verdrängen. Gefühle zulassen zu dürfen, sie einordnen, damit umzugehen und sie aushalten zu lernen wirkt enorm entlastend und deeskalierend auf den gesamten Pflege- und Betreuungsprozess. In einer Analyse von Dankesschreiben an Palliativeinrichtungen bedankten sich die Angehörigen vor allem für die erhaltene emotionale Unterstützung, dies streicht den Stellenwert hervor (Zwingmann et al., 2019, S. 318). Emotionale Unterstützung gehört neben der Unterstützung in der Alltagsbewältigung und der Stabilisierung des Netzwerks zu den drei Unterstützungsdimensionen Sozialer Arbeit in der Angehörigenbetreuung (Wolf, 2014, S. 10). Gefühle ungefiltert freilassen zu können und zu dürfen, ist mitunter auch enorm erleichternd. Dafür sollten Kanäle oder Räume geschaffen werden, wo dies möglich ist. Im Umgang mit Gefühlen erweist es sich als hilfreich, danach zu fragen, wie bisher damit umgegangen wurde. Dadurch kann auf bereits vorhandene Copingstrategien und Ressourcen aufgebaut werden. Individuelle Copingstrategien, vor allem im Umgang mit Stress, müssen ausfindig gemacht oder entwickelt werden, um handlungsfähig zu bleiben. Da die emotionalen Belastungen meist besonders hoch sind, können emotionale Copingstrategien eine herausragende Bedeutung einnehmen. Dies können Gespräche in Angehörigengruppen sein, in denen man sich über einen angemessenen Umgang mit schwierigen Situationen austauschen kann, oder in denen sich gegenseitig Mut zugesprochen wird. Auch der Rückgriff auf ein wohlwollendes, unterstützendes Umfeld kann in Stresssituationen unter anderem eine emotionale Stütze sein (Frewer-Graumann, 2014, S. 77 f.). Darüber hinaus sind Gespräche mit vertrauten Personen oft entlastend. Sie können dazu beitragen, wieder etwas Ordnung in das Gefühlschaos zu bringen. Oft bringen das Mitteilen und ein verständnisvolles, nicht wertendes Gegenüber, das nicht gleich Ratschläge und schnelle Lösungen parat hat, bereits eine Erleichterung in die eigene Gefühlswelt.

Angehörige leiden besonders darunter, wenn ihnen vonseiten der zu pflegenden Menschen negative Gefühle oder Anschuldigungen sowie Aggressionen entgegengebracht werden. Diese Gefühle sind häufig Ausdruck der eigenen Hilflosigkeit, Angst, Überforderung und Wut auf die Situation, in der sich die Patientin befindet. Hilfreich ist es, zu wissen, dass diese Gefühle nicht vorrangig gegen die pflegenden Angehörigen gerichtet sind und deshalb auch nicht zu persönlich genommen werden sollten – vor allem dann, wenn es solch negative Gefühle vor der Erkrankung kaum gegeben hat. Auch wenn es manchmal schwer fällt, sollte versucht werden, Verständnis für einen Wutausbruch aufzubringen, aber auch zu signalisieren, dass dies auf Dauer schwer zu ertragen ist und man sich kränkt. Um der eigenen Gesundheit Willen müssen Grenzen der eigenen Belastbarkeit klar ausgesprochen werden.

Ein Ausstieg muss immer möglich sein

Pflegende Angehörige stehen unter dem Druck, dass sie die Pflege für immer und ohne Ausweg übernommen haben. Da in vielen Fällen eine Ungewissheit über die Dauer der Pflegeaufgabe vorherrscht, sind die pflegenden Angehörigen massiv in ihrer Planungs- und Gestaltungsmöglichkeit hinsichtlich der eigenen Zukunft eingeschränkt und fühlen sich der Situation ausgeliefert (Hofstetter, 2016, S. 60). Hier gilt es, die Angehörigen zu entlasten und mit ihnen Strategien hinsichtlich eventueller Ausstiegszenarien zu erarbeiten. In Aussicht zu stellen, dass man aus der Betreuung und Pflege aussteigen darf und kann, wenn man es nicht mehr schafft, bringt häufig ein Gefühl der Entscheidungsfreiheit, welches enorm entlastend wirkt.

Angehörigen muss klar dargelegt werden, dass es absolut legitim ist – egal aus welchen Motiven heraus man ursprünglich die Pflege übernommen hat –, aus der Pflege auszusteigen. Ein Ausstieg muss immer möglich sein. Sind die Grenzen der Belastbarkeit häuslicher Pflege erreicht, so muss eine Pflegeheimunterbringung angesprochen und als Option konkretisiert werden (Wilz et al., 2015, S. 133 ff.). Dem aufkeimenden schlechten Gewissen bzw. moralischem Druck können die bereits erbrachte Pflegeleistung und das Bemühen entgegengehalten und dieses lobend hervorgehoben werden.

Generell sollten pflegende Angehörige immer wieder Lob, Zuspruch und Anerkennung für ihre Arbeit erhalten. Gerade dann, wenn sie schwierige Situationen meistern konnten, müssen sie eine Stärkung erfahren, indem ihre Leistung auch wahrgenommen wird. Tilli Egger spricht in diesem Zusammenhang von kleinen „Etappensiegen", die die Angehörigen brauchen, und von einem „Zwischenapplaus", der motiviert, wieder weiterzumachen (Kalchhauser, 2014, S. 49 f.).

Freiräume schaffen

Nicht nur generelle Ausstiegszenarien sollten besprochen werden, sondern auch Freiräume zwischendurch. Für pflegende Angehörige ist es enorm wichtig, immer wieder Entspannungsmomente in den Alltag einzubauen. Dies sollten Aktivitäten sein, die einen „kleinen Ausstieg" vom Alltag ermöglichen, wie z. B. Bewegung an frischer Luft anstatt Bewegungsarmut in den eigenen vier Wänden; Begegnungen mit Menschen anstatt Konzentration auf einen einzigen Menschen; unterwegssein anstatt am immer gleichen Ort zu verharren; anspruchsvolle Gespräche anstatt ermüdendem Schweigen (Öhlinger et al., 2010, S. 140 f.). Entlastung durch Freiräume ist vor allem bei sehr langen oder fordernden Pflegesituationen notwendig. Je nach Beziehungsintensität muss rechtzeitig für Entlastung gesorgt werden, denn die Belastungen steigen proportional zur Beziehungsintensität. Pflegenden Angehörigen fällt es allerdings nicht immer leicht, den zu pflegenden Menschen der Obhut anderer anzuvertrauen.

Andererseits ist es auch für die zu pflegenden Menschen schwierig, sich auf andere Personen einzulassen. Je früher im Betreuungsprozess man damit beginnt, immer wieder Auszeiten zu installieren, umso besser können pflegende Angehörige wie auch die zu Pflegenden dies in den Pflegealltag integrieren. Indem fixe Freiräume und Auszeiten installiert werden, können beim pflegenden Angehörigen wichtige Aspekte des „gesunden" Alltags aufrechterhalten bleiben. Sie dienen dazu, eigenen Hobbys, Gesprächen mit Freund*innen, sportlichen Aktivitäten, Spaziergängen, liebgewonnenen Tätigkeiten etc. nachgehen zu können. Um sich solche Freiräume zu schaffen, ist es notwendig, sich aktiv und konkret um Hilfe umzusehen. Dies sollte jedenfalls im eigenen Umfeld beginnen. Viele Freund*innen, Bekannte, Nachbar*innen etc. sind bereit, zu helfen, wissen zwar oftmals nicht wie, sind aber dankbar, wenn sie gefragt werden und helfen können. Je klarer und konkreter die Aufgabenstellung ist, umso besser können sich Helfer*innen darauf einstellen und abwägen, ob sie sie übernehmen und bewerkstelligen können.

Ist im eigenen Umfeld kaum Entlastung zu finden, gibt es meist professionelle Anbieter*innen, die ihre Dienste gegen Entgelt kompetent und zuverlässig anbieten. Auch wenn es mittlerweile ein gewisses Repertoire an Entlastungsmöglichkeiten gibt, ist eine Diskrepanz zwischen dem Bedarf an Unterstützung und den tatsächlich in Anspruch genommenen Hilfsangeboten zu beobachten, wie bereits auf Seite 95 beschrieben.

Das Wissen um diese Gründe und das Suchen nach möglichen Lösungen gehören mitunter zu den wichtigsten Aufgaben in der Angehörigenbetreuung. Den pflegenden Angehörigen Freiräume zu verschaffen und ein Bewusstsein dafür zu erwirken, trägt zur Aufrechterhaltung der Gesundheit bei.

Selbsthilfegruppen

Die Situation pflegender Angehöriger ist sehr speziell und kann nicht immer vom Umfeld nachvollzogen werden. Pflegende Angehörige fühlen sich oftmals nicht verstanden und alleingelassen. Der Austausch mit anderen pflegenden Angehörigen kann ein Gefühl des Verstandenwerdens, der Gemeinsamkeit und der Akzeptanz hervorrufen, welches pflegende Angehörige in ihrem Tun bestärkt und stützend wirkt. Gegenseitiges Zuhören, Haltgeben und praktischer Informationsaustausch unter Menschen, die mit den gleichen Themen und Fragen befasst sind, wirken erleichternd und lassen den Pflegealltag wieder bewältigbar erscheinen. Mittlerweile gibt es neben den klassischen Selbsthilfegruppentreffen für pflegende Angehörige auch schon gute virtuelle Angebote im Internet.

Selbsthilfegruppen können nicht nur wertvolle Dienste während der Zeit der Pflege leisten. Oftmals wird die Zeit danach, die Trauerzeit, als sehr belastend erlebt. Trauergruppen eröffnen Räume, um über die eigene Trauer sprechen zu können, vermitteln das Gefühl, verstanden und akzeptiert zu werden und geben Zuversicht und Trost.

Die Zeit danach

Für pflegende Angehörige ist es besonders belastend, über die Zeit nach dem Tod des zu pflegenden Angehörigen nachzudenken. Zum einen gibt es große Unsicherheiten, wie alles weitergehen wird, zum anderen kann man sich die Zeit der Trauer nur schwer vorstellen. Existenzielle Ängste spielen eine große Rolle, wobei finanzielle Angelegenheiten teilweise bereits zu Lebzeiten gut geregelt werden können.

Angehörigen fällt es jedoch schwer, dieses Thema anzusprechen – man will den zu pflegenden Angehörigen ja nicht vorzeitig das Leben absprechen. Hier ist es gut, wenn eine neutrale Vertrauensperson etwaige Bedenken und Kommunikationsblockaden löst und gegebenenfalls auch kompetent beraten kann. Für die Patientin ist es ebenfalls meist eine große Erleichterung, wenn sie weiß, dass für die Angehörigen im Rahmen des Möglichen gesorgt ist.

Die Zeit der Betreuung und Pflege von den Angehörigen wird als sehr intensiv und anstrengend erlebt, die letzte Lebensphase der zu pflegenden Angehörigen aber auch als eine sehr bedeutsame Zeit gesehen. Viele Angehörige berichten letztendlich davon, dass sie nach dem Tod der Gepflegten eine sehr schwere Zeit durchlebt haben. Nach dem Tod kommt es zu einem spürbaren Vakuum. Die gewohnten, routinierten Abläufe, die die Tage bisher gliederten, sind plötzlich allesamt nicht mehr erforderlich. Der Alltag, das gesamte Leben erscheint nunmehr ohne Struktur und Sinn, vor allem für pflegende Angehörige, die selbst schon in höherem Alter sind. Gefühle wie Verzweiflung, Ausgebrannt- und Leersein, Müdigkeit, Erschöpfung, Trauer, Einsamkeit, aber auch Wut und Ärger können über die Hinterbliebenen hereinbrechen. Es gilt, die pflegenden Angehörigen darauf vorzubereiten und im Betreuungsprozess auch die Zeit danach mitzubedenken, um entsprechende Ressourcen und Gegenstrategien aufbauen zu können. Der Trauerprozess ist ein Oszillieren zwischen verlust- und wiederherstellungsorientiertem Verarbeiten, ein kontinuierlicher Prozess, der kognitive Neubewertungen beinhaltet. Für die Zeit der Neuorientierung brauchen Hinterbliebene Ansprechpartner*innen, die ihnen hilfreich zur Seite stehen (Zwingmann et al., 2019, S. 319).

TEIL III
Beratung, Unterstützung und Information in sozialrechtlichen Fragen sowie über finanzielle Unterstützungsmöglichkeiten

Palliativsozialarbeit wird sehr oft mit der Organisation von Hilfsmitteln, besonderen Maßnahmen, finanzieller Entlastung, der sozialrechtlichen Beratung und dem Antragswesen in Verbindung gebracht. Dass diese Fachberatung nur ein Teil der Palliativsozialarbeit ist, wurde zuvor ausgiebig erörtert. Die Palliativsozialarbeit erhält häufig wegen dieser Fachberatung den ersten Zugang zu den Patient*innen und ihren Angehörigen. Darüber hinaus kann der Sozialarbeiter dadurch in Beziehung treten, weiteren Bedarf sowie Ressourcen erfassen und wertvolle Interventionen innerhalb des Systems setzen, also die Fachberatung bei Bedarf in eine psychosoziale Beratung und Begleitung überleiten (Kiepke-Ziemes, Wasner, 2022, S. 265).

Es ist hinlänglich bekannt, dass eine schwere Erkrankung sich auf das Einkommen und die soziale Absicherung negativ auswirkt, und dennoch ist es für Betroffene oftmals nicht einfach, darüber zu sprechen. Vermögen, Einkommen und finanzielle Absicherung sowie Schulden sind für viele Menschen ein intimes Thema. Vor allem wenn finanzielle Probleme vorliegen, sind viele Menschen darüber beschämt und führen dies auf eigenes Unvermögen zurück, weshalb es häufig nicht offen angesprochen wird. Der Zugang zu Entlastungsangeboten für pflegende Angehörige hängt oftmals mit den finanziellen Ressourcen zusammen und ist für manche schlichtweg nicht leistbar (Frewer-Graumann, 2014, S. 93 f.). Fragen, wie es nach dem Tod des Patienten finanziell weitergehen wird, getrauen sich die Betroffenen nicht zu thematisieren, selbst wenn diese Fragen für sie besonders belastend und oftmals existenziell sind. Der Sozialarbeiter kann dieses Thema neutral und mit der entsprechenden Sensibilität zur Sprache bringen, da dieser Themenbereich zum Auftrag der Palliativsozialarbeit gehört. In welchem Rahmen und in welcher Intensität dies erfolgen kann, muss vom Sozialarbeiter richtig eingeschätzt werden.

Damit die Situation von kranken Menschen und ihren Angehörigen etwas erleichtert werden kann, gibt es mittlerweile eine Fülle an Angeboten – obwohl anzumerken ist, dass es noch viele Lücken zu schließen gäbe. Die Schwierigkeit bei diesen Angeboten, aber auch Leistungsansprüchen liegt darin, dass sie sehr unsystematisch und nicht proaktiv für die Zielgruppe zur Verfügung stehen. Es gibt viele unterschiedliche Leistungsträger*innen und Zuständigkeiten, die alle ihre eigenen Abläufe, Anspruchsvoraussetzungen, Verfahren usw. festlegen und diese auch von Jahr zu Jahr verändern. Darüber hinaus wird hier häufig eine Fachsprache verwendet, die sich an Gesetzestexten orientiert und für Lai*innen nicht immer einfach zu verstehen ist. Es bedarf eines umfassenden Wissens und Verstehens dieser Systeme, ihrer Logiken und der speziellen Sprache, um die Angebote für den jeweiligen Bedarf der einzelnen Personen optimal nutzen zu können und sie für Betroffene zugänglich zu machen. Sozialarbeiter*innen fungieren dabei oftmals als Übersetzer*innen. Weiters versuchen sie, zwischen den Betroffenen und den Institutionen zu vermitteln, erläutern den Sachbearbeiter*innen die Situation, in der sich der Betroffene befindet, und versuchen, dadurch kreative Lösungen im Sinne der Betroffenen zu finden (Fischer, 2014, S. 126). Es obliegt der Sozialarbeit, im Dschungel der verschiedenen Leistungs- und Förderangebote das jeweils Passende herauszufinden. Sozialarbeit hat den Auftrag, die Kompetenz und umfassende Kenntnisse, um Leistungsansprüche ausfindig zu machen, die nicht immer offensichtlich und Lai*innen schwer zugänglich sind.

Im Folgenden wird darauf verzichtet, diese Systeme, die dahinterstehende Gesetzgebung usw. zu erläutern. Praxisrelevanter erscheint das Anführen von Leistungen und den dazugehörigen Bedingungen, ohne dabei sämtliche Ausnahmeregelungen und Sonderfälle darzustellen. Darüber hinaus werden im Anhang hilfreiche Internetseiten angeführt (siehe Anhang, S. 225).

Alle angegebenen Einkommensobergrenzen und andere Richtwerte beziehen sich auf das Jahr 2024. Sie werden jährlich angepasst und müssen daher immer wieder aktualisiert werden. Auch generelle Anspruchsvoraussetzungen können sich verändern oder Leistungen zur Gänze gestrichen werden. Neue Gesetze führen oft zum Wegfall bestimmter Angebote oder lassen neue entstehen. Um aktuell, inhaltsrichtig und kompetent beraten zu können, ist es daher unumgänglich, das eigene Wissen immer auf dem aktuellen Stand zu halten.

Von Angehörigenbonus bis Witwenpension

Pflegegeld

Pflegegeld soll pflegebedürftigen Menschen die erforderliche Betreuung und Pflege sichern. Sie erhalten das Pflegegeld in Form einer Barleistung, über die sie frei verfügen, sodass sie selbst wählen können, in welcher Form sie sich die Betreuungsleistung zukaufen oder honorieren. Das Pflegegeld ist nicht als Einkommen gedacht, sondern soll zweckgebunden für die Pflege- und Betreuungsleistung verwendet werden.

Das Pflegegeld ist bei der jeweils zuständigen Sozialversicherungsanstalt zu beantragen. Personen, die noch keine Pension beziehen, nicht pensionsversichert sind und auch nie in eine Pensionsversicherung einbezahlt haben, müssen den Pflegegeldantrag bei der Pensionsversicherungsanstalt der Arbeiter und Angestellten (PVA) einbringen.

Ein Pflegegeldantrag kann vom pflegebedürftigen Menschen, dem Betreuungsteam, Angehörigen oder anderen Mitmenschen ausgefüllt werden, muss allerdings vom pflegebedürftigen Menschen selbst oder dessen gesetzlichem Vertreter unterschrieben werden. Es ist ratsam, dem Antrag aktuelle Befunde beizulegen.

Sobald der Antrag bei der zuständigen Versicherungsanstalt eingegangen ist, wird ein Begutachtungstermin durch medizinisches oder pflegerisches Personal festgesetzt. Bei einem Hausbesuch verschafft sich der Arzt oder diplomiertes Gesundheits- und Krankenpflegepersonal vor Ort (in dringenden Fällen auch im Krankenhaus) einen persönlichen Eindruck vom Gesundheitszustand und dem Pflegebedarf. Dementsprechend wird ein Gutachten erstellt, welches bei der Versicherungsanstalt als Grundlage für die Einstufung dient. Für den Hausbesuch empfiehlt es sich, eine Vertrauensperson oder auch die Pflegeperson hinzuzuziehen, damit diese ebenfalls Auskünfte über die vorhandenen Einschränkungen erteilen kann. Wird Pflegegeld zuerkannt, erhält der Pflegebedürftige darüber einen Bescheid. Ist man mit der Einstufung nicht einverstanden, kann bei der Versicherungsanstalt oder direkt beim Arbeits- und Sozialgericht Berufung eingelegt werden. Diese muss innerhalb von drei Monaten ab Zustellungsdatum des Bescheids erfolgen.

Die Zuerkennung des Pflegegeldes ist nur möglich, wenn die Pflegebedürftigkeit mindestens sechs Monate andauert. Des Weiteren ist für eine Zuerkennung ein Betreuungsaufwand von mehr als 65 Stunden monatlich notwendig. Die Höhe des Pflegegeldes richtet sich nach dem Ausmaß des Pflege- und Betreuungsbedarfs und wird in sieben Stufen eingeteilt. Leider wird hier noch viel zu sehr nach medizinisch-pflegerischen Aspekten eingestuft. Psychosozialer Betreuungsbedarf wird kaum berücksichtigt, obwohl gerade diese Aspekte in der Betreuungsarbeit weit mehr belastend sind als so manche Pflegehandlung.

Pflegegeldstufe	Stundenausmaß mehr als	Höhe des Pflegegeldes
Stufe 1	65 Stunden	192,00 Euro
Stufe 2	95 Stunden	354,00 Euro
Stufe 3	120 Stunden	551,60 Euro
Stufe 4	160 Stunden	827,10 Euro
Stufe 5	180 Stunden mit Zusatz	1.123,50 Euro
Stufe 6	180 Stunden mit Zusatz	1.568,90 Euro
Stufe 7	180 Stunden mit Zusatz	2.061,80 Euro

Ab Pflegegeldstufe 5 müssen zusätzlich zum geforderten Stundenausmaß auch noch folgende Bedingungen vorliegen:

- die dauernde Bereitschaft einer Pflegeperson;
- eine regelmäßige Nachschau durch eine Pflegeperson in kurzen, jedoch planbaren Zeitabständen, davon mindestens einmal eine Nachschau in der Nacht;
- mehr als fünf Pflegeeinheiten, davon mindestens eine in den Nachtstunden.

Für die Pflegegeldstufe 6 muss die Pflegeperson bei Tag und Nacht zeitlich nicht planbare Betreuungsmaßnahmen leisten (wie z. B. Absaugen bei Tracheostoma-Beatmung) oder es muss die dauernde Anwesenheit einer Pflegeperson wegen Eigen- oder Fremdgefährdung notwendig sein.

Bei Stufe 7 dürfen keine zielgerichteten Bewegungen der Arme und Beine mit funktioneller Umsetzung mehr möglich sein oder es liegt ein gleich zu achtender Zustand vor.

Seit 2020 wird das Pflegegeld valorisiert und somit jährlich dem Pensionsanpassungsfaktor entsprechend erhöht.

Das Pflegegeld gebührt der pflegebedürftigen Person erst im Monat nach der Antragstellung. Es macht in Bezug auf den Auszahlungsbeginn somit keinen Unterschied, ob man den Antrag z. B. am 1.

oder am 30. September einreicht. Auszahlungsbeginn ist in beiden Fällen Oktober. Selbst wenn sich das Verfahren über einen längeren Zeitraum erstreckt und die Zuerkennung Monate dauert, wird das Pflegegeld immer rückwirkend ab dem Folgemonat der Antragstellung ausbezahlt.

Verschlechtert sich der Gesundheitszustand und erhöht sich der Pflegebedarf, kann ein Antrag auf Erhöhung der Pflegestufe bei der zuständigen Pensions- bzw. Sozialversicherungsanstalt eingebracht werden. Es wird dann neuerlich begutachtet und gegebenenfalls neu eingestuft.

Wird ein Erhöhungsantrag innerhalb eines Jahres ab der letzten Einstufung beantragt, spricht man von einem Verschlimmerungsantrag. Diesem ist ein ärztliches Schreiben beizulegen, aus dem hervorgeht, dass sich der Gesundheitszustand seit der letzten Begutachtung deutlich verschlimmert hat.

Für Palliativpatient*innen, die auf einer Palliativstation, einem stationären Hospiz, vom Palliativkonsiliardienst oder einem mobilen Palliativdienst betreut werden, kann das Pflegegeldverfahren beschleunigt werden. Vom Zeitpunkt der Antragstellung bis zur Zustellung des Pflegegeldbescheides können mehrere Monate vergehen – eine Zeitspanne, die für Palliativpatient*innen oftmals zu lange ist. Deshalb wurde das Palliativbeiblatt zum Pflegegeldantrag geschaffen, welches nur von den oben genannten Palliativeinrichtungen ausgefüllt werden darf und eine Begutachtung ersetzen kann oder das Begutachtungsverfahren zumindest erheblich beschleunigen sollte.

Sollte der Patient versterben, ohne dass eine Begutachtung stattgefunden hat, ist ein „Antrag auf Fortsetzung des Verfahrens" bei der zuständigen Pensions- bzw. Sozialversicherungsanstalt zu stellen. Diese versucht dann aufgrund der Befund- und Aktenlage sowie persönlicher Nachfrage eine nachträgliche Pflegegeldeinstufung durchzuführen.

Das Pflegegeld wird monatlich im Nachhinein ausbezahlt. Ab dem zweiten Tag eines stationären Krankenhaus-, Rehabilitations- oder Kuraufenthaltes ruht das Pflegegeld und wird im Folgemonat für diese Tage nicht ausbezahlt. Oftmals erhält die Versicherungsanstalt erst wesentlich später die Meldung vom Krankenhaus oder anderen Anstalten über einen stationären Aufenthalt, sodass diese Tage erst zu einem späteren Auszahlungsmonat einbehalten werden. Es empfiehlt sich daher, die jeweils zuständige Versicherungsanstalt zeitnahe über einen stationären Aufenthalt zu informieren.

Zu Unrecht bezogenes Pflegegeld wird zurückgefordert.

Rezeptgebührenbefreiung

Die Rezeptgebührenbefreiung steht allen Menschen mit einem geringen Haushaltseinkommen zu und muss bei der zuständigen Krankenversicherungsanstalt beantragt werden. Es gibt jedoch auch bestimmte Gruppen wie z. B. Zivildiener, Asylwerber*innen oder Personen mit anzeigepflichtigen übertragbaren Erkrankungen, die automatisch von der Rezeptgebühr befreit sind.

Sollte das monatliche Nettoeinkommen von alleinstehenden Menschen 1.217,96 Euro bzw. 1.921,46 Euro für Ehepaare und eingetragene Partnerschaften nicht übersteigen, steht dem Betreffenden eine Rezeptgebührenbefreiung zu. Pro Kind erhöht sich dieser Betrag um 187,93 Euro.

Hat man einen erhöhten Medikamentenbedarf von mindestens vier Packungen pro Monat, erhöhen sich diese Grenzwerte auf 1.400,65 Euro für alleinstehende Menschen bzw. auf 2.209,68 Euro für Ehepaare und eingetragene Partnerschaften.

Auch das Einkommen aller im Haushalt lebenden Personen muss im Antrag angeführt werden, da es mit 12,5 % ins Haushaltseinkommen miteinberechnet wird. Bei geschiedenen Paaren muss die

Vergleichsausfertigung des Scheidungsurteils beigelegt werden, da eventuelle Unterhaltsleistungen ebenfalls berücksichtigt werden.

Bei der Sozialversicherung der Selbständigen (SVS) und der Landwirte spielen mehrere Faktoren wie die Pension oder Einheitswert, Pachteinnahmen, fiktives Ausgedinge usw. eine Rolle. Als Orientierungswert sind allerdings die Obergrenzen der anderen Versicherungsanstalten hilfreich. Sollte das Einkommen diese Obergrenzen nicht erreichen, ist es jedenfalls sinnvoll, einen Antrag zu stellen.

Die Rezeptgebührenbefreiung wird per Bescheid zugesprochen oder abgelehnt; dagegen kann Berufung eingelegt werden.

Häufig wird die Rezeptgebührenbefreiung befristet zugesprochen; nach Ablauf dieser Frist ist vom Antragsteller erneut ein Antrag einzubringen.

Rezeptgebührenbefreite Personen sind auch vom Selbstbehalt für Hilfs- und Heilmittel, Krankenhausaufenthalten und dem E-Card-Serviceentgelt befreit.

Rezeptgebührenobergrenze

Für Personen, die nur knapp über der zulässigen Nettoeinkommensobergrenze liegen und deshalb nicht in den Genuss einer generellen Befreiung kommen, wurde die Rezeptgebührenobergrenze eingeführt. Sie müssen 2 % ihres Jahres-Nettoeinkommens für Rezeptgebühren aufwenden; in der Regel sind dies zumindest 39 Rezeptgebühren und je nach Höhe des Einkommens dann entsprechend mehr. Sind die 2 % des Jahres-Nettoeinkommens erreicht, wird der Versicherte automatisch von der Rezeptgebühr befreit. Dies ist dann über die E-Card ersichtlich und der Versicherte ist bis zum Ende des Jahres von der Rezeptgebühr befreit. Diese Befreiung gilt allerdings nur für die Rezeptgebühr, nicht jedoch für Selbstbehalte auf Hilfs- und Heilmittel bzw. Krankenhausaufenthalte und das E-Card-Serviceentgelt.

ORF-Haushaltsabgabe

Mit Jänner 2024 ist für jede Hauptwohnsitz-Adresse in Österreich verpflichtend eine Haushaltsabgabe zur Finanzierung des öffentlich-rechtlichen Rundfunks zu bezahlen. Diese Haushaltsabgabe ersetzt die bisherige GIS-Gebühr, welche bislang vom Gebühren-Info-Service eingehoben wurde. Ab 2024 wird die Abgabe vom ORF-Beitrag Service (OBS) abgewickelt. Je eine volljährige Person pro Hauptwohnsitz-Adresse zahlt einen fixen ORF-Beitrag, der 15,30 Euro im Monat entspricht, plus eine etwaige Landesabgabe. Diese wird nicht von allen Bundesländern erhoben und variiert von 3,06 bis 5,10 Euro monatlich. Die Beiträge sind je nach Zahlungsmodalität zweimonatlich, halbjährlich oder jährlich im Voraus zu bezahlen.

Wurde einer Person an einem Hauptwohnsitz bereits eine GIS-Gebührenbefreiung bewilligt, so muss weder der ORF-Beitrag noch die Landesabgabe bezahlt werden. Ein neuer Antrag ist hier nicht notwendig. Es gibt auch weiterhin für bestimmte Personen die Möglichkeit, sich von der Zahlung des ORF-Beitrags befreien zu lassen. Dazu zählen Personen, die folgende Leistungen beziehen: Beihilfe zum Kinderbetreuungsgeld, Studien-/Schülerbeihilfe, Lehrlingsentschädigung, Pflegegeld, Pension, Arbeitslosengeld, Mindestsicherung und Leistungen aus sonstigen öffentlichen Mitteln (soziale Bedürftigkeit). Dabei darf ein bestimmtes Haushaltsnettoeinkommen nicht überschritten werden. Nur wenn eine dieser Voraussetzungen gegeben ist und ein geringes Haushaltseinkommen vorliegt, ist ein Antrag auf Befreiung sinnvoll. Die Haushaltsnettoeinkommensgrenze liegt bei alleinlebenden Personen bei 1.364,12 Euro, für einen Zweipersonenhaushalt bei 2.152,03 Euro. Für jede weitere Person, die im Haushalt lebt, erhöht sich die Einkommensgrenze um 210,48 Euro.

Bestimmte Ausgaben können beim Nettohaushaltseinkommen abgezogen werden, sodass es eher gelingt, unter der Grenze zu bleiben. Diese Ausgaben sind z.B. Mietkosten inklusive Betriebskosten, außergewöhnliche Belastungen im Sinne des Einkommenssteuergesetzes, Kosten für eine 24-Stunden-Betreuung usw. Bei einem Eigenheim wird automatisch ein Pauschalbetrag von 140 Euro in Abzug gebracht. Für eine anerkannte Behinderung wird, je nach Behinderungsgrad, ebenfalls ein Pauschalbetrag in Abzug gebracht. Wird einer Gebührenbefreiung stattgegeben, gilt diese ab dem Folgemonat der Antragstellung.

Einen Überblick, ob die Voraussetzungen für eine Befreiung oder Zuschussleistung erfüllt sind, gibt der Online-Befreiungsrechner unter: https://orf.beitrag.at/befreiungsrechner

Wohnunterstützung

Einkommensschwache Haushalte können eine monatliche Wohnunterstützung beantragen. Die Wohnunterstützung ist österreichweit nicht einheitlich geregelt, jedes Bundesland hat eigene Vorgaben und Förderbedingungen. Auskunft darüber erhält man bei der jeweiligen Landesregierung, aber auch auf den Gemeindeämtern. Antragsformulare stehen über die Homepage der Landesregierungen zum Download zur Verfügung.

Heizkostenzuschuss

Manche Bundesländer gewähren einkommensschwachen Haushalten einen einmaligen Zuschuss zu den Heizkosten. Meist gibt es einen befristeten Zeitraum, innerhalb dessen angesucht werden kann. Da die Bedingungen hierfür von jedem Bundesland separat festgesetzt werden, empfiehlt es sich, beim jeweiligen Gemeindeamt danach zu fragen. Bundesweit erhalten Menschen, die ihre Miete oder Energiekosten nicht mehr bezahlen können, zudem über den Wohnschirm Hilfe. Mehr dazu unter: https://wohnschirm.at/

Zuschüsse für eine Wohnungsadaptierung

Muss eine Wohnung aufgrund einer körperlichen Einschränkung behindertengerecht umgebaut werden, wird der behinderungsbedingte

Mehraufwand bezuschusst. Dafür ist es notwendig, einen Antrag am Behindertenreferat der jeweiligen Bezirksbehörde einzubringen. Dieser Antrag muss noch vor Beginn der Umbaumaßnahmen gestellt werden. Dem Antrag müssen eine genaue Schilderung (eventuell Fotos) des Ist-Standes der Wohnung sowie ein Plan beigelegt werden, welche Umbauarbeiten notwendig sind. Außerdem braucht es zwei Kostenvoranschläge von zwei verschiedenen Anbietern.

Der Unterstützungsfonds für Menschen mit Behinderung

Menschen, die krankheitsbedingt oder aufgrund einer Behinderung in eine finanzielle Notlage geraten sind, können eine Zuwendung aus dem Unterstützungsfonds für Menschen mit Behinderung bis zu einer maximalen Höhe von 6.000 Euro beantragen. Der Antrag ist bei der zuständigen Landesstelle des Sozialministeriumservice einzubringen. Die Behinderung bzw. schwere Erkrankung und die daraus resultierende Einschränkung sind durch Befunde, Pflegegeldbescheid oder Behindertenpass nachzuweisen.

Eine Zuwendung ist nur dann möglich, wenn das monatliche Nettoeinkommen des Förderungswerbers 2.435,92 Euro nicht übersteigt. Diese Einkommensgrenze erhöht sich um 380 Euro je unterhaltsberechtigtem Angehörigen bzw. bei einem Lebensgefährten. Sollte der oder die unterhaltsberechtigte Angehörige unter einer Behinderung leiden, erhöht sich die Einkommensgrenze des Förderwerbers um 570 Euro.

Unterstützungsfonds der Sozialversicherungsträger

Die Krankenversicherungsträger, aber auch die Pensionsversicherungsanstalten verfügen zumeist über eigene Unterstützungsfonds, aus denen heraus eine Unterstützung für verschiedenste Ausgaben beantragt werden kann. Dies können Zuschüsse zu speziellen Heilbehelfsmitteln oder Pflegeprodukten, aber auch zu spezieller Nahrung bis hin zu Begräbniskosten sein. Voraussetzung ist eine wirtschaftliche Notlage, die jedoch nicht durch konkret vorgegebene

Einkommensobergrenzen definiert wird. Jede Sozialversicherungsanstalt hat hierfür eigene Antragsformulare. Ansprechpartner sind die Landesstellen der Sozialversicherungsträger. Die Anträge stehen auf der Homepage der Versicherungsträger zum Download bereit.

Diverse Unterstützungsfonds

Es gibt mittlerweile eine Fülle an diversen Unterstützungsfonds. Nachfolgend sollen einige exemplarisch genannt werden, ohne jeglichen Anspruch auf Vollständigkeit.

Manche Gemeinden, aber auch Pfarren verfügen über Unterstützungsfonds, aus denen Gelder für in Not geratene Gemeindebürger*innen zur Verfügung gestellt werden können. Die Bundesländer verfügen über Katastrophenfonds, aus denen für bestimmte Situationen ebenfalls Gelder beantragt werden können. Die Österreichische Präsidentschaftskanzlei bearbeitet Unterstützungsansuchen österreichischer Staatsbürger*innen, die an den Bundespräsidenten gerichtet werden. In besonderen Notlagen kann eine finanzielle Soforthilfe zugesprochen werden. Größere Trägervereine wie das Rote Kreuz, der Arbeiter-Samariter-Bund, die Volkshilfe, das Hilfswerk oder die Caritas und die Diakonie verfügen ebenfalls über Unterstützungsfonds. In speziellen Fällen ist auch eine Unterstützung von „Licht ins Dunkel" möglich.

Der Familienhärteausgleich

Familien, die unverschuldet in eine existenzbedrohende Notsituation geraten sind, können um eine Zuwendung in Form von Gelddarlehen, Zinsen- und Kreditkostenzuschüssen, Geldzuwendungen oder einer Kombination verschiedener Zuwendungsarten ansuchen. Die Hilfe ist nicht an Einkommensobergrenzen gebunden, es muss aber eine klare finanzielle Notlage ersichtlich sein. Um Mittel aus dem Familienhärteausgleich erhalten zu können, ist ein formloses Schreiben ans Bundeskanzleramt Abteilung V/4, Familienhärteausgleich, Untere

Donaustraße 13–15, 1020 Wien zu richten. Es sollte Name, Anschrift, Familienverhältnisse – insbesondere Anzahl und Alter der Kinder –, Staatsbürgerschaft, Haushaltseinkommen und Vermögensverhältnisse der Förderwerberin beinhalten. Außerdem muss die Notlage geschildert werden und es ist darzustellen, welcher finanzielle Bedarf notwendig ist. Sollten auch an andere Unterstützungsfonds Anträge gestellt worden sein, ist dies anzuführen, weiters auch, wenn durch Versicherungen womöglich bereits Schadenersatzleistungen erfolgt sind.

Gemeinnützige Klubs

Es gibt verschiedene gemeinnützige Klubs und Netzwerke; nachfolgend sollen drei exemplarisch genannt werden.

Der Rotary Club oder der Lion's Club haben sich unter anderem die Hilfe notleidender Menschen zur Aufgabe gemacht. Sie haben in vielen Bezirken eigene Klubs und helfen meist schnell und unbürokratisch. Ein formloses Schreiben, wie es für den Familienhärteausgleich bereits beschrieben wurde, ist sinnvoll, weil dadurch alle wichtigen Angaben für eine rasche Entscheidung vorhanden sind. Zonta ist ein Netzwerk berufstätiger Frauen, das unter anderem Mädchen und Frauen unterschiedliche Hilfe zukommen lassen kann.

Steuerliche Absetzbarkeit von außergewöhnlichen Belastungen

Durch die Arbeitnehmerveranlagung oder Einkommensteuererklärung können außergewöhnliche Belastungen geltend gemacht werden. Dazu zählen unter anderem Aufwendungen für Hilfsmittel wie Rollstühle, Hörgeräte, Hebelifte, Rampen sowie eine rollstuhlgerechte Adaptierung der Wohnung, weiters spezielle Diätverpflegung, Arztkosten, Therapiekosten, Kur- und Transportkosten sowie Kosten für Medikamente. Auch Betreuungskosten durch eine 24-Stunden-Betreuung und Kosten für ein Alters- oder Pflegeheim sowie in bestimmten Fällen Begräbniskosten können berücksichtigt werden.

Verfügt man über einen Behindertenausweis, kann – entsprechend dem Grad der Behinderung – ein Freibetrag geltend gemacht werden.

Nähere Auskünfte, welche Ausgaben geltend gemacht werden können, erhält man unter anderem bei der Arbeiterkammer und dem zuständigen Finanzamt.

Schuldenberatung

Sozialarbeiter*innen sind immer wieder mit der Schuldenthematik befasst. Das Thema Schulden ist sehr komplex; es gibt viele Gründe, weshalb sie entstehen, und eine Fülle an Strategien, wie die Schuldner*innen damit umgehen. In jedem Fall braucht es in einem ersten Schritt eine lückenlose Auflistung aller Kredite, Schulden, Ratenzahlungen usw. Anhand dieser Liste können auch die Gründe für die Verschuldung besprochen und entsprechende Maßnahmen entwickelt werden.

Da sich die finanzielle Situation aufgrund einer Erkrankung meist noch zuspitzt, muss jedenfalls versucht werden, zumindest eine vorübergehende finanzielle Entlastung herbeizuführen. Durch Stundungsgesuche, Ratenzahlungsvereinbarungen und eine Prioritätenliste der Rückzahlungsverpflichtungen können erste Schritte unternommen werden, um die Situation etwas zu entschärfen. Möglicherweise können innerhalb des Umfeldes Ressourcen ausfindig gemacht werden, die zu einer Entlastung beitragen können. In weiterer Folge kann ein Termin bei der Schuldnerberatungsstelle hilfreich bzw. notwendig sein.

Familienhospizkarenz

Seit 2002 gibt es für Angehörige die Möglichkeit, sich zum Zwecke der Pflege und Betreuung eines schwerkranken, sterbenden Menschen von der Arbeit karenzieren zu lassen. Seit 2014 wird dies auch in Form eines Pflegekarenzgeldes abgegolten. Anspruch auf Familienhospizkarenz haben Arbeitnehmer*innen mit privatrechtlichen Arbeitsverhältnissen, Bundes-, Landes- und Gemeindebedienstete und Bezieher*innen von Arbeitslosengeld oder Notstandshilfe. Versicherte, die bei der Sozialversicherung der Selbständigen (Gewerbe, Landwirtschaft) versichert sind, können keine Familienhospiz- oder Pflegekarenz in Anspruch nehmen. Dies ist eine massive Benachteiligung dieser Angehörigengruppe. Es sollten umgehend gesetzliche Grundlagen geschaffen werden, damit auch diese Personengruppe Familien- bzw. Pflegekarenz in Anspruch nehmen kann.

Zum Personenkreis der Angehörigen zählen Ehegatte und Ehegattin, eingetragener Partner, eingetragene Partnerin, Eltern, Großeltern, Adoptiv- und Pflegeeltern, Kinder, Enkelkinder, Stiefkinder, Adoptiv- und Pflegekinder, der Lebensgefährte, die Lebensgefährtin und deren bzw. dessen Kinder, Geschwister, Schwiegereltern und Schwiegerkinder. Für Nichten, Neffen, Onkeln, Tanten, Schwager und/oder Schwägerin besteht diese Möglichkeit nicht!

Lebt ein Kind mit einer Partnerin zusammen und ist nicht verheiratet bzw. liegt auch keine eingetragene Partnerschaft vor, kann diese Partnerin für die Eltern des Partners keine Familienhospizkarenz in Anspruch nehmen, selbst wenn diese schon lange gemeinsam, womöglich sogar im gleichen Haushalt mit den Eltern, leben.

Im Rahmen der Karenz sind eine Herabsetzung der Arbeitszeit, eine Änderung der Normalarbeitszeit hinsichtlich Zahl der Arbeitstage oder Stundeneinteilung sowie eine komplette Karenzierung möglich.

Während der Familienhospizkarenz und vier Wochen danach besteht Kündigungs- und Entlassungsschutz. Weiters besteht auch das Recht auf Rückkehr zum ursprünglichen Beschäftigungsausmaß.

Die Familienhospizkarenz kann für die Begleitung Erwachsener für eine Dauer von drei Monaten beantragt und um weitere drei Monate verlängert werden. Diese Verlängerung muss mindestens zehn Tage vor Ablauf der Familienhospizkarenz bei der Dienstgeberin eingereicht werden. Für die Begleitung eines Kindes kann die Familienhospizkarenz für fünf Monate beantragt und auf insgesamt neun Monate pro Anlassfall verlängert werden. Es können auch mehrere Angehörige gleichzeitig in Familienhospizkarenz gehen und Pflegekarenzgeld beziehen.

Um in Familienhospizkarenz gehen zu können, muss die Dienstgeberin mindestens fünf Tage vor Inanspruchnahme davon in Kenntnis gesetzt werden. Dies erfolgt am besten durch ein formloses Schreiben, in dem die Art der Karenzierung, die Dauer und das Verwandtschaftsverhältnis zur Pflegebedürftigen angegeben werden. Auf Familienhospizkarenz hat man einen Rechtsanspruch. Sollte die Dienstgeberin damit also nicht einverstanden sein, kann sie dies der Dienstnehmerin nicht einfach verwehren. Durch den Rechtsanspruch besteht die Möglichkeit einer Klage, die beim Arbeits- und Sozialgericht eingebracht werden muss.

Vor Beginn oder innerhalb der ersten 14 Tage der Familienhospizkarenz ist ein Antrag auf Pflegekarenzgeld bei der zuständigen Sozialministeriumservicestelle einzubringen. Dadurch wird gewährleistet, dass die Auszahlung rechtzeitig erfolgt und die Pflichtversicherung in Kranken- und Pensionsversicherung weiterhin bestehen bleibt. Außerdem erfolgt aufgrund der angegebenen Einkommensverhältnisse eine Prüfung, ob auch Leistungen aus dem Familienhospizkarenz-Härteausgleichsfonds bezogen werden können. Bei einer Verlängerung der Familienhospizkarenz ist der gesamte Antrag noch einmal zu stellen.

Die Höhe des Pflegekarenzgeldes richtet sich nach dem Einkommen. Es gebührt der Betreffenden in der Höhe des Arbeitslosengeldes und liegt in etwa bei 55 % des täglichen Nettoeinkommens.

Nach dem Tod des pflegebedürftigen Angehörigen wird das Pflegekarenzgeld noch 14 Tage weiter ausbezahlt. Erfolgt eine frühere Rückkehr an den Arbeitsplatz, muss dies beim Sozialministeriumservice bekanntgegeben werden.

Pflegekarenz

Seit 2014 kann man zur vorübergehenden Pflege eines Angehörigen eine Pflegekarenz beantragen. Hierfür muss jedoch zumindest Pflegegeld der Stufe 3 oder bei demenziell erkrankten Menschen Pflegegeldstufe 1 vorliegen. Ist noch keine Pflegegeldeinstufung erfolgt, muss der zuständigen Versicherungsanstalt bekannt gegeben werden, dass man in Pflegekarenz gehen möchte. Diese ist daraufhin angehalten, das Einstufungsverfahren binnen zwei Wochen abzuwickeln. Der formale Ablauf ist derselbe wie für die Familienhospizkarenz.

Unterschiede gibt es jedoch bei der Dauer der Pflegekarenz. Grundsätzlich kann jede Angehörige für ein bis drei Monate in Pflegekarenz gehen, sofern die Dienstgeberin zustimmt. Seit 1. 1. 2020 besteht ein Rechtsanspruch auf zwei Wochen Pflegekarenz, in dieser Zeit sollte eine Vereinbarung über die Dauer gefunden werden; ist dies nicht der Fall, hat man auf weitere zwei Wochen einen Rechtsanspruch. Stimmt die Dienstgeberin einer weiteren Dauer der Pflegekarenz nicht zu, muss die Dienstnehmerin an den Arbeitsplatz zurückkehren. Pflegekarenz ist pro Fall für maximal zwölf Monate möglich, wenn sich zwei Angehörige für die Pflegekarenz bereiterklären und einmal eine Höherstufung des Pflegegeldes erfolgt ist. So kann eine Angehörige für maximal drei Monate in Pflegekarenz gehen. Eine zweite Angehörige kann dies im Anschluss daran ebenfalls für drei Monate beantragen. Sollte sich die Pflegegeldstufe erhöhen, ist es erneut zwei Angehörigen für je drei Monate möglich, in Pflegekarenz zu gehen. Nach Inanspruchnahme von Pflegekarenz kann auch Familienhospizkarenz beansprucht werden, sofern es sich um eine Begleitung einer schwerkranken oder sterbenden Angehörigen handelt.

Angehörigenbonus

Seit Juli 2023 können pflegende Angehörige für ihre wertvolle Arbeit einen Bonus von 125 Euro monatlich beantragen. Folgende Voraussetzungen müssen erfüllt sein, damit der Angehörigenbonus beantragt werden kann: Pflege einer nahen Angehörigen; in häuslicher Umgebung; mindestens Pflegegeldstufe 4 bei der zu pflegenden Angehörigen seit mindestens einem Jahr; das monatliche Netto-Jahresdurchschnittseinkommen darf 1.500 Euro nicht übersteigen.

Als nahe Angehörige gelten: Ehegatte oder Ehegattin, eingetragener Partner oder eingetragene Partnerin, die Lebensgefährtin oder der Lebensgefährte, Eltern, Großeltern, Kinder, Enkelkinder sowie weitere Personen, die mit der zu pflegenden Person in gerader Linie verwandt sind, Wahl-, Stief- und Pflegekinder, Wahl-, Stief- und Pflegeeltern, Geschwister, Neffe, Nichte, Onkel, Tante, Cousin, Cousine sowie weitere Personen, die bis zum vierten Grad in der Seitenlinie verwandt sind, Schwiegerkinder, Schwiegereltern, Schwägerin sowie weitere verschwägerte Personen in gerader Linie und in der Seitenlinie bis zum vierten Grad. Verschwägert sind Personen, die durch Heirat oder eingetragene Partnerschaft mit jemandem verwandt sind, oder eine mit der Versicherten nicht verwandte Person, die seit mindestens zehn Monaten mit ihr im gemeinsamen Haushalt lebt und ihr seit dieser Zeit unentgeltlich den Haushalt führt, wenn eine im gemeinsamen Haushalt lebende arbeitsfähige Ehepartnerin oder ein eingetragener Partner nicht vorhanden ist.

Der Antrag ist bei jenem Versicherungsträger zu stellen, von dem die pflegebedürftige Person das Pflegegeld erhält und ist auf der jeweiligen Homepage zum Download bereit. Es muss ein Nachweis über das Verwandtschaftsverhältnis und das eigene Einkommen beigelegt werden. Der Angehörigenbonus wird monatlich im Nachhinein ausbezahlt.

Für jene, die aufgrund der Pflege des nahen Angehörigen eine Selbst- bzw. Weiterversicherung in der Pensionsversicherung haben, wird der Angehörigenbonus automatisch vom Pensionsversicherungsträger ausbezahlt. Folgende Voraussetzungen müssen dafür erfüllt sein:

Pflege eines nahen Angehörigen in häuslicher Umgebung, Pflegegeldstufe 4 bei dem zu pflegenden Angehörigen (muss nicht seit einem Jahr sein, sobald Pflegestufe 4 gewährt wird, hat man Anspruch).

Unterstützung für pflegende Angehörige

Damit pflegende Angehörige sich zeitweise Entlastung und Ersatzpflege leisten können, wurde 2004 die Unterstützung für pflegende Angehörige geschaffen. Diese Unterstützung ist beim Sozialministeriumservice zu beantragen. Als nahe Angehörige gelten jene Personen, die bereits im Kapitel „Familienhospizkarenz" (S. 150) angeführt wurden. Darüber hinaus zählen hier auch noch Nichten und Neffen sowie Schwager und Schwägerin dazu. Ein gemeinsamer Wohnsitz ist hierfür nicht erforderlich.

Bezieht die Hauptpflegeperson selbst Pflegegeld, ist eine Unterstützung für pflegende Angehörige nicht möglich.

Voraussetzung für den Erhalt einer Unterstützung für pflegende Angehörige ist ein Pflegegeldbezug von mindestens Stufe 3 seit einem Jahr. Bei Minderjährigen oder demenziellen Erkrankungen reicht bereits Pflegegeldstufe 1 aus.

Die Höhe der Unterstützung für pflegende Angehörige hängt von der Pflegegeldstufe, der Dauer der Ersatzpflege und dem Nettoeinkommen der Antragstellerin ab. Bei Pflegegeldstufe 1–5 liegt die Nettoeinkommensgrenze der Antragstellerin bei 2.000 Euro, bei Pflegegeldstufe 6–7 bei 2.500 Euro. Diese Einkommensgrenze erhöht sich je unterhaltsberechtigtem Angehörigen um 400 Euro, bei einem behinderten unterhaltsberechtigten Angehörigen um 600 Euro.

Um eine Unterstützung zu erhalten, muss eine Verhinderung oder Abwesenheit der Pflegeperson von mindestens durchgehend vier Tagen gegeben sein. Das maximale Förderausmaß beträgt 28 Tage pro Jahr.

Jährliche Höchstzuwendungen:	
Bei Pflegegeldstufe 1–3	1.200 Euro bei einer Ersatzpflege von 28 Tagen
Pflegegeldstufe 4	1.400 Euro bei einer Ersatzpflege von 28 Tagen
Pflegegeldstufe 5	1.600 Euro bei einer Ersatzpflege von 28 Tagen
Pflegegeldstufe 6	2.000 Euro bei einer Ersatzpflege von 28 Tagen
Pflegegeldstufe 7	2.200 Euro bei einer Ersatzpflege von 28 Tagen

Bei der Pflege einer dementiell erkrankten oder minderjährigen Person erhöhen sich diese Beträge jeweils um 300 Euro.

Beispiel:

Eine Pflegegeldbezieherin der Pflegegeldstufe 5 kommt für sieben Tage in ein Pflegeheim, da die pflegende Angehörige auf Urlaub fährt. Die Kosten für das Heim betragen 1.200 Euro.

Aus dem Unterstützungsfonds für pflegende Angehörige können diese Kosten wie folgt berücksichtigt werden:

Jährlicher Anspruch Stufe 5 = 1.600 Euro für 28 Tage → 57,14 Euro pro Tag → 57,14 Euro x 7 (Tage Pflegeheimaufenthalt) = 400 Euro. So viel würde vom Unterstützungsfonds bezuschusst werden.

Für drei weitere Wochen innerhalb des Jahres würde noch ein Anspruch auf Ersatzpflege bestehen.

Ersatzpflege kann durch stationäre Versorgung, 24-Stunden-Betreuung (es ist in diesem Fall allerdings keine zusätzliche Förderung für die 24-Stunden-Betreuung mehr möglich) oder durch Personen aus dem privaten Umfeld erbracht werden. Beim Antrag ist der Betrag, der dafür angefallen ist, anzuführen. Auch Ersatzpflegekräfte aus dem privaten Umfeld, wie Geschwister, Nachbar*innen usw. können dadurch für ihre Dienste eine Entschädigung erhalten.

Beispiel:

Die oben beschriebene Frau kommt nicht ins Pflegeheim, die Ersatzpflege wird von ihrer Tochter übernommen, die normalerweise nicht in die Pflege und Betreuung involviert ist. Sie stellt für die sieben Tage eine Rechnung von 300 Euro. In diesem Fall wären zwar, wie oben beschrieben, 400 Euro möglich, da die Rechnung jedoch nur 300 Euro ausmacht, wird auch nur dieser Betrag aus dem Unterstützungsfonds übernommen.

Auf Leistungen aus dem Unterstützungsfonds für pflegende Angehörige besteht kein Rechtsanspruch. Ist man mit der Höhe des Zuschusses nicht zufrieden, kann man aber dennoch eine Beschwerde einreichen, die dann im Sozialministerium behandelt wird.

Sind pflegende Angehörige bereits in Pflege- oder Hospizkarenz und beziehen Pflegekarenzgeld, kann während dieser Zeit nicht um Unterstützung aus dem Unterstützungsfonds für pflegende Angehörige angesucht werden.

Der Antrag auf Unterstützung für pflegende Angehörige ist beim Sozialministeriumservice nach geleisteter Ersatzpflege einzubringen, bis spätestens sechs Monate im Nachhinein.

Persönliche Beratung durch das Kompetenzzentrum Qualitätssicherung

Durch das Kompetenzzentrum können in ganz Österreich kostenlos Angehörigengespräche mit Psycholog*innen oder Sozialarbeiter*innen bei psychischen Belastungen erfolgen. Das Angehörigengespräch ist vertraulich und kann entweder zu Hause, an einem anderen Ort, telefonisch oder online durchgeführt werden. Bei Bedarf sind bis zu zehn Termine möglich. Beratung rund um das Thema Pflege sowie praktische Pflegetipps in Form eines Hausbesuches durch diplomierte Gesundheits- und Krankenpflegepersonen sind ebenfalls möglich. Termine können direkt über das Kompetenzzentrum vereinbart werden: Kompetenzzentrum Qualitätssicherung in der häuslichen Pflege, Telefon: 050 808 2087, E-Mail: angehoerigengespraech@svqspg.at; wunschhausbesuch@svqspg.at

Kostenlose Versicherung für pflegende Angehörige

Personen, die ihre pflegebedürftigen Angehörigen (mindestens Pflegestufe 3) pflegen, können sich kostenlos pensionsversichern. Die Kosten hierfür werden vom Bund übernommen und können für ein Jahr rückwirkend gewährt werden. Scheidet man zum Zwecke der Pflege einer pflegebedürftigen Angehörigen (mindestens Pflegestufe 3) aus dem Berufsleben aus, werden die Pensionsbeiträge ebenfalls vom Bund weiterübernommen. Dies gilt auch bei einer Reduzierung der Arbeitszeit aliquot entsprechend der Stundenreduktion. Für die Pensionsversicherung ist in allen Fällen ein Antrag bei der Pensionsversicherungsanstalt einzubringen.

Während der Zeit der Pflege einer nahen Angehörigen besteht die Möglichkeit, sich beitragsfrei mit ihr in der Krankenversicherung mitzuversichern. Die Kosten hierfür werden ebenfalls vom Bund übernommen, vorausgesetzt, es liegt mindestens Pflegestufe 3 vor.

Die kostenlose Pensionsversicherung und Krankenmitversicherung ist auch für nicht verwandte Personen möglich, sofern diese seit mindestens zehn Monaten mit der Versicherten in einer Hausgemeinschaft leben, die Person den Haushalt unentgeltlich führt und kein arbeitsfähiger Ehegatte der Versicherten im gemeinsamen Haushalt lebt.

Sobald man als pflegende Angehörige in der Pensionsversicherung selbst- oder weiterversichert ist, wird ab Pflegegeldstufe 4 der Angehörigenbonus automatisch ausbezahlt.

Sollte zusätzlich noch eine Betreuungskraft benötigt werden, kann der Zuschuss nur noch für eine 24-Stunden-Betreuung gewährleistet werden. Wenn sich zwei 24-Stunden-Betreuungskräfte 14-tägig abwechseln, kann somit für die zweite Betreuungskraft kein Zuschuss mehr erfolgen.

Im Burgenland gibt es seit Oktober 2019 ab Pflegegeldstufe 3 die Möglichkeit, sich unter bestimmten Voraussetzungen bei der Pflege

Service Burgenland GmbH (PSB) als pflegende Angehörige anstellen zu lassen. Je nach Höhe der Pflegestufe erfolgt die Entlohnung, des Weiteren ist die Angehörige pensions-, unfall- und krankenversichert. Das Burgenland hat mit diesem Anstellungsmodell eine Vorreiterrolle eingenommen und es wäre wünschenswert, dass auch in den anderen Bundesländern Überlegungen hinsichtlich Anstellungsmodelle für pflegende Angehörige angestellt und umgesetzt werden würden.

Erholung für pflegende Angehörige/Betriebshelfer*innen

Die Sozialversicherung der Selbständigen bietet Erholungsaktionen für pflegende Angehörige an. Die Österreichische Gesundheitskasse (ÖGK) bietet unter bestimmten Voraussetzungen ebenfalls eine 3-wöchige Auszeit als Kur unter dem Namen „ANNA" für pflegende Angehörige an.

Ebenso bietet die SVS bei Ausfall ihrer Versicherten infolge eines Unfalls oder einer Erkrankung eine Betriebshilfe an.

Maßnahmen für Kinder

Sind minderjährige Kinder unter den Angehörigen, ist auf sie besonders Rücksicht zu nehmen. Die Erkrankung eines Elternteils erfordert viel Aufmerksamkeit, sodass die Bedürfnisse der Kinder häufig zu kurz kommen. Am besten ist es, innerhalb der Familie eine Ansprechperson zu finden, die sich speziell der Kinder annimmt und zusätzlich für sie da ist. Ehrenamtliche Hospizbegleiter*innen können hier sehr wertvolle Hilfe leisten. In manchen Fällen kann es allerdings auch angezeigt sein, professionelle sozialpädagogische Kinder- und Jugendbetreuer*innen zu involvieren. Sozialpädagogische Kinder- und Jugendbetreuung stellt eine Intensivbetreuung für Kinder und Jugendliche in verschiedenen Problemsituationen dar und reicht von einer aktiven Freizeitgestaltung bis hin zu schulischer Unterstützung und sozialer Förderung. Die Betreuung erfolgt als Einzelbetreuung im Lebensumfeld des Kindes oder der Jugendlichen. Diese Betreuungsleistung ist über den jeweils zuständigen Kinder- und Jugendhilfeträger der Bezirksverwaltungsbehörde zu beantragen.

Besuchen Kinder den Kindergarten oder die Schule, ist es sinnvoll, mit den Lehrer*innen bzw. Elementarpädagog*innen in Kontakt zu treten, um auf Veränderungen oder Auffälligkeiten rasch reagieren zu können.

Sollte aufgrund der Erkrankung eines Elternteiles Hilfe im Haushalt und für die Versorgung von Kindern benötigt werden, gibt es die Möglichkeit, über den Kinder- und Jugendhilfeträger der Bezirksverwaltungsbehörde einen Familienentlastungsdienst/eine Familienhelferin hinzuzuziehen. Diese Träger sind auch mit den regionalen Beratungsstellen und Kinderpsycholog*innen gut vernetzt, sodass entsprechend den Bedürfnissen der Kinder und Jugendlichen die passenden Angebote gefunden werden können.

Für die Zeit nach dem Tod eines Elternteils bietet Rainbows Trauergruppen für Kinder und Jugendliche an. Auch der Sterntalerhof bietet integrative Trauerbegleitung an.

24-Stunden-Betreuung

Da viele Angehörige die Pflegeleistung nicht mehr erbringen können oder Hilfe benötigen, wird immer wieder auf 24-Stunden-Betreuungsdienste zurückgegriffen, sofern sich dies die Familie bzw. der Betroffene leisten kann. Vielfach sind sich die Betroffenen nicht darüber im Klaren, was eine 24-Stunden-Betreuung zu leisten vermag, welche Schwierigkeiten auftreten können und welche Voraussetzungen und Prozesse es braucht, damit das Zusammenspiel mit ihr gelingen kann. Viel gäbe es darüber zu schreiben – Wertvolles, Unglaubliches, Kritisches usw. Gerade die Corona-Krise mit den daraus folgenden Grenzschließungen und verschärften Einreisebestimmungen hat gezeigt, wie anfällig und fragil dieses System ist. 24-Stunden-Betreuungskräfte waren teilweise wochenlang ohne Ablöse bei den Betreuten und viele betreute Personen mussten bangen, ob sie überhaupt weiterhin versorgt werden können. Es braucht künftig nachhaltige Überlegungen und neue Konzepte, um die Betreuung und Pflege von pflegebedürftigen Menschen sicherstellen zu können.

Im Folgenden sollen nun die administrativen Abläufe rund um die 24-Stunden-Betreuung erläutert werden.

Es gibt verschiedene Varianten der Beschäftigung, aus Platzgründen soll hier jedoch nur die häufigste Form, die auf einer selbstständigen Tätigkeit basiert, kurz skizziert werden.

24-Stunden-Betreuer*innen müssen im Haushalt, in dem sie ihre Tätigkeit verrichten, ihren Wohnsitz anmelden. Dies ist am zuständigen Gemeindeamt zu erledigen, ein gültiger Reisepass oder Personalausweis ist vorzulegen. Bei Beendigung der Tätigkeit ist die Betreuerin abzumelden. Es empfiehlt sich, für diese Amtswege von der Betreuerin eine Vollmacht einzuholen, um diese Wege für sie erledigen zu können.

Danach muss eine Anmeldung des Gewerbes vorgenommen werden. Die Anmeldung des Gewerbes erfolgt bei der Wirtschaftskammer, beim Magistrat oder bei der Bezirkshauptmannschaft. Dafür sind ein gültiger Reisepass oder Personalausweis, der Meldezettel und eine Strafregisterbescheinigung (in deutscher Sprache bzw. ins Deutsche übersetzt) vorzulegen. Im Zuge der Gewerbeanmeldung erfolgt auch die Anmeldung zur Sozialversicherung. Die zu entrichtenden Sozialversicherungsbeiträge werden quartalsweise vorgeschrieben. Bei Beendigung der Tätigkeit kann eine Abmeldung, eine Ruhendmeldung oder eine Standortverlegung (sofern man den nächsten Einsatzort schon weiß) vorgenommen werden.

Qualität und Kosten der 24-Stunden-Betreuung sind sehr unterschiedlich, ein Vergleich lohnt sich. Oftmals werden auch nicht alle

Kosten offengelegt, daher ist es wichtig, nach „verdeckten" Kosten zu fragen. Eine Förderung kann beim Sozialministeriumservice beantragt werden. Voraussetzung dafür ist, dass die Betreuerin bei der Sozialversicherung Selbständiger (SVS) angemeldet ist und über eine theoretische Ausbildung verfügt.

Ist diese Ausbildung nicht gegeben, braucht es einen Nachweis, dass bereits mindestens sechs Monate lang die Pflege eines pflegebedürftigen Menschen übernommen wurde oder eine fachspezifische Ermächtigung durch Ärzt*innen oder diplomiertes Gesundheits- und Krankenpflegepersonal erfolgt ist. Weiters muss der pflegebedürftige Mensch mindestens Pflegestufe 3 beziehen (bei Stufe 3 und 4 erfolgt eine interne Überprüfung des Sozialministeriumservices, meist anhand des Pflegegeldgutachtens, ob eine 24-Stunden-Betreuung tatsächlich erforderlich ist).

Die Förderung ist auch vom Einkommen des zu pflegenden Menschen abhängig. Übersteigt es 2.500 Euro netto monatlich, wird die Förderung gekürzt. Für jeden unterhaltsberechtigten Angehörigen erhöht sich diese Einkommensgrenze um 400 Euro bzw. bei behinderten unterhaltsberechtigten Angehörigen um 600 Euro.

Die Höhe der Förderung beträgt für eine Betreuerin 800 Euro ab 28 Tage Betreuung, bei zwei Betreuer*innen innerhalb eines Monats (14-tägiger Wechsel) 400 Euro pro Betreuerin. Bleibt eine Betreuungsperson nur 14 Tage und die restlichen 14 Tage pflegt die Familie selbst, so werden nur 400 Euro ausbezahlt. Jede neue Betreuungsperson muss beim Sozialministeriumservice bekannt gegeben werden.

Der Antrag ist beim Sozialministeriumservice innerhalb des ersten Monats einzubringen, jedenfalls aber zu Lebzeiten des zu pflegenden Menschen.

Durch den Wegfall des Vermögensregresses für eine Pflegeheimunterbringung 2018 sind diese Anträge stark angestiegen. Die

Förderungen und Unterstützungen für die Pflege zu Hause sind in dieser Zeit auf Bundesebene jedoch kaum ausgeweitet worden. In manchen Bundesländern bzw. Bezirken wurden daher zusätzliche Fördermöglichkeiten und finanzielle Unterstützung zur Finanzierung einer 24-Stunden-Betreuung geschaffen. Es lohnt sich, bei den Sozialreferaten der Bezirkshauptmannschaften bzw. des Magistrats nachzufragen.

Pflegeheimunterbringung

Immer wieder muss aufgrund fortschreitender Erkrankung und Gebrechlichkeit in Verbindung mit einem fehlenden Betreuungsnetz im häuslichen Umfeld eine Übersiedlung in ein Pflegeheim vorgenommen werden. Ein solcher Umzug ist häufig belastend und mit vielen Schwierigkeiten, aber auch Chancen verbunden. Der Lebensabschnitt „Pflegeheim" birgt viele verschiedene Geschichten in sich, und es würde den Rahmen des Beitrags sprengen, wollten alle erzählt werden. Deshalb wird im Folgenden nur auf die wichtigsten sozialrechtlichen Aspekte hingewiesen.

Je besser sich der pflegebedürftige Mensch auf einen Umzug in ein Pflegeheim vorbereiten kann, desto besser kann dieser Schritt auch ins eigene Leben integriert werden. Es ist schmerzlich, das vertraute Umfeld hinter sich zu lassen, sich von liebgewonnenen Gewohnheiten zu trennen und sich an neue Gegebenheiten und Strukturen anpassen zu müssen. Dennoch gibt es auch in Pflegeheimen Gestaltungsspielräume und neue Angebote, die manches erleichtern können.

Die Entscheidung, welches Pflegeheim zum künftigen Lebensmittelpunkt wird, hängt meist von den finanziellen Möglichkeiten ab, aber auch die verfügbaren Kapazitäten sind zu berücksichtigen.

Die Kosten für das Pflegeheim sind vornehmlich von der Pflegeheimbewohnerin zu tragen. Dafür werden die Eigenpension, sämtliche sonstigen Einkünfte sowie das Pflegegeld herangezogen. Den Pflegeheimbewohner*innen verbleiben 20 % der Pension und 10 % der Pflegegeldstufe 3 als sogenanntes „Taschengeld". Pensionssonderzahlungen (z. B. 13. und 14. Pensionsauszahlung) verbleiben den Pflegeheimbewohner*innen zur Gänze.

Sollten unterhaltsberechtigte Angehörige noch im häuslichen Umfeld zurückbleiben, ist in Form einer Pensionsteilung dafür Sorge zu tragen, dass Unterhaltsberechtigte weiter ihr Auskommen haben.

Mit dem Wegfall des Vermögensregresses in der stationären Langzeit-Pflege ab 1. 1. 2018 wird auf Besitzungen und Vermögen der Pflegeheimbewohner*innen nicht mehr zugegriffen. Ebenso können Angehörige nicht mehr zur Zuzahlung herangezogen werden, außer es wurde explizit durch einen Übergabe- oder Schenkungsvertrag festgeschrieben.

Reicht das Einkommen und das Pflegegeld zur Finanzierung des Pflegeheimplatzes nicht aus, übernimmt die öffentliche Hand unter entsprechender Voraussetzungen die Restkosten. Hierfür muss ein Antrag bei der Bezirksverwaltungsbehörde bzw. beim Magistrat eingebracht werden.

Krankengeld, Rehabilitationsgeld, Pensionsanspruch

In der Palliative Care geht es vornehmlich um Menschen, die bereits den Pensionsantritt vollzogen haben. Jedoch erkranken auch immer wieder jüngere Menschen an einer unheilbaren Erkrankung, die noch nicht in Pension sind. In diesem Falle ist zu prüfen, wie diese Patient*innen sozialversicherungsrechtlich abgesichert sind.

Zumeist sind diese Patient*innen im Krankenstand und beziehen Entgeldfortzahlungen von der Dienstgeberin sowie Krankengeld. Grundsätzlich besteht bei der ÖGK Anspruch auf Krankengeld für die Dauer von 26 Wochen. War die Versicherte innerhalb der letzten zwölf Monate vor Beginn der Erkrankung zumindest sechs Monate versichert, so erhöht sich die Anspruchsdauer auf 52 Wochen, in einzelnen Ausnahmefällen kann sie sich sogar auf 78 Wochen erhöhen.

Die Höhe des Krankengeldes hängt zum einen vom Bruttoentgelt, welches man im Monat vor Eintritt des Versicherungsfalles bezogen hat, zum anderen von der Dauer des Krankengeldbezugs ab. Je länger der Krankenstand andauert, desto niedriger ist der Krankengeldbezug.

Bei jüngeren Patient*innen kann es sinnvoll sein, den Krankengeldbezug nicht vorzeitig durch die Beantragung der Pension zu beenden. Da sie häufig wenige Beitragsmonate in der Pensionsversicherung aufweisen, haben sie auch dementsprechend eine niedrige Pension zu erwarten. In manchen Fällen kann der Krankengeldbezug womöglich höher sein als der Pensionsbezug. Ein kurzes Schreiben an den zuständigen Pensionsversicherungsträger mit der Bitte um Vorausberechnung der Berufsunfähigkeits- bzw. Invaliditätspension kann hier Klarheit schaffen.

Bevor der Anspruch auf Krankengeld erlischt, ist in jedem Fall ein Pensionsantrag beim zuständigen Pensionsversicherungsträger zu stellen. Dieser überprüft, ob die Voraussetzungen für eine Berufsunfähigkeits- bzw. Invaliditätspension oder ein Rehabilitationsgeld gegeben sind.

Hinterbliebenenpension

Nach dem Tod der Ehegattin oder der eingetragenen Partnerin muss das Versterben dem für die Pension zuständigen Versicherungsträger bekanntgegeben werden. In manchen Fällen werden die Versicherungsträger von sich aus tätig und schicken einen Antrag auf Witwen-, Witwer- oder Waisenpension zu. Ansonsten kann dieser angefordert werden, er ist aber auch online verfügbar. Wird der Antrag innerhalb von sechs Monaten nach dem Tod eingebracht, so wird bei einem Anspruch die Leistung rückwirkend ab dem Folgetag des Todes ausbezahlt. Wird der Antrag jedoch erst später eingebracht, wird die Leistung ab Antragstellung ausbezahlt.

Über die Voraussetzungen und die Höhe der Witwen-, Witwer- oder Waisenpension kann der zuständige Versicherungsträger Auskünfte erteilen.

Behindertenausweis

Der Behindertenausweis ist ein amtlicher Lichtbildausweis und gibt den Grad der Behinderung an. Um einen Behindertenausweis zu erhalten, muss der Grad der Behinderung mindestens 50 % betragen; darunter erhält man keinen Ausweis, sondern nur eine Bescheinigung. Der Antrag ist für ganz Österreich beim Sozialministeriumservice Linz einzubringen.

Besitzer*innen eines Behindertenausweises können bestimmte Absatzbeträge bei der Arbeitnehmerveranlagung geltend machen und es gibt Ermäßigungen bei kulturellen Veranstaltungen und Freizeiteinrichtungen. Je nach Zusatzeintrag im Behindertenausweis erhält man noch weitere Vergünstigungen wie z. B. eine Fahrpreisermäßigung.

Besonders wichtig im Zusammenhang mit dem Behindertenausweis ist der Zusatzeintrag „Unzumutbarkeit der Benützung öffentlicher Verkehrsmittel". Diese Eintragung ist die Voraussetzung für den Anspruch auf einen Parkausweis. Gerade für Palliativpatient*innen, die viele Termine in Krankenhäusern und bei niedergelassenen Ärzt*innen wahrnehmen müssen, ist der Parkausweis sehr wertvoll. Damit können sie meist unmittelbar vor den Institutionen parken und müssen keine langen Wege in Kauf nehmen. Besitzt die Inhaberin eines Behindertenausweises mit diesem Zusatzeintrag einen eigenen PKW, so hat sie Anspruch auf eine Gratisautobahnvignette, welche bei der ASFINAG anzufordern ist und digital freigeschaltet wird. Des Weiteren ist sie von der motorbezogenen Versicherungssteuer befreit. Hierfür muss über das KFZ-Versicherungsunternehmen beim Finanzamt ein Antrag eingebracht werden.

Der Antrag auf Ausstellung eines Parkausweises ist beim Sozialministeriumservice einzubringen. Dem Antrag ist ein Lichtbild (3,5 cm × 4,5 cm) beizulegen.

Nach dem Tod der Ausweisinhaberin muss dieser ans Sozialministeriumservice zurückgeschickt werden.

Patientenverfügung

Im Zuge einer Erkrankung kann es mitunter zu einer Beeinträchtigung der kognitiven Fähigkeiten kommen, aufgrund derer bestimmte Entscheidungen oder Handlungen von der Patientin selbst nicht mehr getroffen bzw. gesetzt werden können. Für diesen Fall ist es günstig, eine vertrauenswürdige Vertretungsperson auszuwählen oder den eigenen Willen schriftlich festzuhalten. Dafür sind vom Gesetzgeber verschiedene Varianten möglich.

Die Patientenverfügung ermöglicht es, den eigenen Willen genau festzulegen, falls die Betreffende sich selbst nicht mehr äußern kann. Je detaillierter und situationsbezogener die Beschreibungen sind, umso eher kann dem Willen der Patientin entsprochen werden. In jedem Fall muss die Person aufgrund ihres geistigen und psychischen Zustandes zum Erstellungszeitpunkt in der Lage sein, den Sinn, die Inhalte und die Tragweite einer Patientenverfügung zu erfassen. Die Patientenverfügung muss eigenhändig unterschrieben werden.

Grundsätzlich wird zwischen einer verbindlichen und sonstigen Patientenverfügung unterschieden. Sonstige Patientenverfügungen sind an keine zwingende Form gebunden und sollten vom Behandlungsteam beachtet werden, das Behandlungsteam ist jedoch nicht daran gebunden. Je mehr sich eine sonstige Patientenverfügung an den Formalvorgaben einer verbindlichen Patientenverfügung orientiert, desto eher wird sie berücksichtigt werden. Die Inhalte sind von schwerwiegender Tragweite und häufig sehr komplex, eine grundlegende Information und ein ärztliches Gespräch sind daher auch bei sonstigen Patientenverfügungen dringend zu empfehlen.

Bei der verbindlichen Patientenverfügung müssen bestimmte Formvorgaben erfüllt werden. Es dürfen nur Inhalte verfügt werden, die rechtlich auch möglich sind. Die Person muss durch ein ärztliches Gespräch über die medizinischen Auswirkungen der Patientenverfügung aufgeklärt worden sein. Dies ist schriftlich zu bestätigen. Des Weiteren muss eine verbindliche Patientenverfügung von einer Notarin, einer Rechtsanwältin oder der Patientenanwaltschaft gesichtet werden, um mögliche Ungereimtheiten klarzustellen. Die Person muss außerdem über die rechtlichen Konsequenzen einer Patientenverfügung aufgeklärt werden. Dies ist schriftlich zu bestätigen. Eine verbindliche Patientenverfügung ist alle acht Jahre zu erneuern und muss vom Behandlungsteam beachtet werden.

Da für die medizinische und rechtliche Beratung meist nur begrenzt Zeit zur Verfügung steht, ist es sinnvoll, sich schon vorab gut über die Möglichkeiten und Inhalte einer Patientenverfügung zu informieren und sich über einen längeren Zeitraum damit auseinanderzusetzen. Palliativteams, Hospizvereine und die Patientenanwaltschaft der jeweiligen Bundesländer bieten hier häufig Gespräche und Information an.

Vorsorgevollmacht

Für viele Menschen ist es schwierig, im Vorhinein Dinge zu verfügen, ohne konkret in der Situation zu stehen, in der diese Verfügung tragend wird. Viele Unsicherheiten sind damit verbunden, und womöglich entwickelt sich alles ganz anders als zuvor gedacht. Um dennoch Vorsorge treffen zu können, wurde die Möglichkeit einer Vorsorgevollmacht geschaffen.

Für den Fall, dass man geistig nicht mehr in der Lage ist, notwendige Entscheidungen zu treffen oder sich um die Geschäfte zu kümmern, können im Vorhinein eine oder mehrere Personen bestimmt werden, die dies übernimmt bzw. übernehmen. Während die Patientenverfügung nur auf medizinische Behandlungsaspekte abzielt, kann in der Vorsorgevollmacht auch eine rechtliche Vertretung bestimmt werden. In der Vorsorgevollmacht kann genau definiert werden, wer was in welchem Fall und für wie lange im Namen der Erstellerin erledigen und entscheiden darf. Voraussetzung dafür ist, dass man über eine oder mehrere Vertrauenspersonen verfügt, von denen man sicher sein kann, dass sie anstehende Entscheidungen im Sinne der Verfügerin trifft bzw. treffen.

Weiters muss man zum Erstellungszeitpunkt psychisch und geistig in der Lage sein, Sinn, Inhalt und Tragweite einer Vorsorgevollmacht zu erfassen. Sie erhält ihre Gültigkeit, wenn sie bei einer Notarin, einer Rechtsanwältin, einem Erwachsenenschutzverein oder bei Gericht erstellt wird.

Die Vorsorgevollmacht kann jederzeit widerrufen werden.

Es besteht keine Auskunfts- und Rechnungslegungspflicht bei Gericht, allerdings muss bei einer Wohnortverlegung ins Ausland oder einer medizinischen Behandlung im Dissens eine gerichtliche Genehmigung eingeholt werden. Sollte man im Rahmen einer Vorsorgevollmacht über eine missbräuchliche Verwendung derselben Kenntnis erlangen, ist dies am Pflegschaftsgericht des zuständigen Bezirksgerichts anzuzeigen und gegebenenfalls eine Erwachsenenschutzvertretung anzuregen.

Gesetzliche Erwachsenenvertretung

Sollte eine Angehörige aufgrund einer Erkrankung, Behinderung oder eines Unfalls nicht mehr in der Lage sein, ihre alltäglichen Geschäfte zu erledigen oder zu bestimmten Untersuchungen eine

Einwilligung zu erteilen, können nahe Angehörige eine Vertretungsbefugnis erhalten. Als nahe Angehörige gelten Ehegatt*innen (im gleichen Haushalt lebend), eingetragene Partner*innen (im gleichen Haushalt lebend), Lebensgefährt*innen (mindestens drei Jahre im gleichen Haushalt lebend), Eltern, Großeltern, volljährige Kinder, Enkelkinder, Geschwister, Nichten und Neffen. Jede Person kann auch im Vorhinein eine beliebige Person mit einer Erwachsenenvertreterin-Verfügung als Erwachsenenschutzvertreterin festschreiben. Es kann auch verfügt werden, dass einzelne oder alle Angehörigen nicht als gesetzliche Erwachsenenvertretung eingesetzt werden dürfen.

Die gesetzliche Erwachsenenvertretung muss bei einer Notarin, Rechtsanwältin oder einem Erwachsenenschutzverein eingeholt werden. Dafür müssen das Verwandtschaftsverhältnis nachgewiesen und ein ärztliches Zeugnis über die mangelnde Entscheidungsfähigkeit der zu vertretenden Person vorgelegt werden. Die Vertretungsbefugnis umfasst die Vertretung in praktisch allen Lebensbereichen, also in Verwaltungs- und Gerichtsangelegenheiten, Verwaltung von Einkommen, Vermögen und Schuldenregulierung, Abschluss von Rechtsgeschäften, Wohnortentscheidungen, Unterzeichnung eines Heimvertrages sowie Entscheidungen in medizinischen Angelegenheiten. Bei wichtigen Entscheidungen (medizinische Behandlung gegen den Willen, Liegenschaftsverkauf, Heimübersiedlung etc.) muss zusätzlich eine gerichtliche Genehmigung eingeholt werden. Es besteht auch eine jährliche Auskunfts- und Rechnungslegungspflicht gegenüber dem Gericht. Die gesetzliche Erwachsenenvertretung muss nach 3 Jahren erneuert werden.

Gewählte Erwachsenenschutzvertretung

Die gewählte Erwachsenenschutzvertretung ist für all jene gedacht, die bereits an einer Beeinträchtigung ihrer Entscheidungsfähigkeit leiden und daher keine Vorsorgevollmacht mehr errichten können, aber dennoch selbst verfügen möchten, durch wen sie vertreten werden wollen. Voraussetzung dafür ist, dass die Person, welche bereits kognitiv beeinträchtigt ist, die Grundzüge einer Vertretungsvollmacht verstehen kann. Es muss eine Vereinbarung zwischen der Erwachsenenschutzvertreterin und der kognitiv beeinträchtigten Person vor einer Notarin, Rechtsanwältin oder einem Erwachsenenschutzverein getroffen werden. Umfang und Ausmaß der Vertretungshandlung kann individuell vereinbart werden, es müssen die Angelegenheiten allerdings einzeln aufgelistet werden. Die vertretene Person kann auch festhalten, dass Vertretungshandlungen nur mit ihrer Zustimmung gesetzt werden dürfen. Es sind verschiedene Varianten der Mitentscheidung möglich. Bei wichtigen Entscheidungen (medizinische Behandlung gegen den Willen, Liegenschaftsverkauf, Heimübersiedlung etc.) muss zusätzlich eine gerichtliche Genehmigung eingeholt werden. Einmal pro Jahr muss ein Bericht über die Lebenssituation und eine Rechnungslegung über die verwalteten Geldmittel ans Gericht erfolgen.

Gerichtliche Erwachsenenschutzvertretung

Ist ein Mensch aufgrund einer geistigen Behinderung, einer Demenz, einer psychischen Erkrankung oder einer kognitiven Beeinträchtigung nicht mehr in der Lage, bestimmte Angelegenheiten selbst zu erledigen, und verfügt über keine Vorsorgevollmacht oder andere Vertretungsbefugnisse, muss eine gerichtliche Erwachsenenschutzvertretung ernannt werden.

Dies ist beim zuständigen Pflegschaftsgericht in mündlicher oder schriftlicher Form zu beantragen. In einem gerichtlichen Verfahren wird geprüft, ob und in welchem Umfang eine Erwachsenenvertretung benötigt wird. Im ersten Schritt wird von einem Erwachsenenschutzverein ein Clearing durchgeführt, indem die persönliche Lebenssituation und das soziale Umfeld erhoben werden. Es wird geklärt, welche konkreten Angelegenheiten zu besorgen sind und inwieweit die betroffene Person diese selbst erledigen kann bzw. welche Möglichkeiten der Unterstützung vorhanden sind. Aufgrund dieses Berichts wird entschieden, ob das Verfahren fortgesetzt wird. Ist dies der Fall, so wird eine persönliche Anhörung festgesetzt. Die Entscheidung hinsichtlich einer gerichtlichen Erwachsenenschutzvertretung wird per Beschluss schriftlich zugestellt.

Innerhalb von 14 Tagen kann dagegen ein Rechtsmittel erhoben werden, sodass eine Überprüfung in einem neuerlichen Verfahren erfolgt. Eine gerichtliche Erwachsenenschutzvertretung beinhaltet zum einen die Personen-, aber auch die Vermögenssorge. Je nach Ausmaß der Erkrankung oder Beeinträchtigung kann sie für nur einen oder mehrere Bereiche gelten. Diese Bereiche können sein:

- die Vertretung der Betroffenen vor Ämtern, Behörden und gegenüber privaten Vertragspartner*innen
- die Geltendmachung finanzieller Ansprüche, die Verwaltung von Vermögen und Einkommen
- die Zustimmung zu medizinischen Behandlungen
- die Sorge hinsichtlich einer sozialen Betreuung
- die Zustimmung bei einem Wohnortwechsel (z. B. Übersiedlung in ein Pflegeheim)

Die gerichtliche Erwachsenenschutzvertretung sollte nur mehr für einzelne Arten von konkreten und unmittelbar notwendigen Angelegenheiten ausgesprochen werden, nach deren Erledigung ist sie einzuschränken oder gar einzustellen. Jedenfalls ist sie nach 3 Jahren beendet bzw. muss sie danach erneuert werden.

Bei wichtigen Entscheidungen (medizinische Behandlung gegen den Willen, Liegenschaftsverkauf, Heimübersiedlung etc.) muss zusätzlich eine gerichtliche Genehmigung eingeholt werden. Über sämtliche Handlungen und finanzielle Transfers müssen Aufzeichnungen geführt werden, die dem Pflegschaftsgericht zur Prüfung vorzulegen sind.

In erster Linie wird versucht, innerhalb des Verwandten- und Bekanntenkreises eine geeignete Person für die Übernahme der gerichtlichen Erwachsenenschutzvertretung zu finden. Angehörige können sich auch von sich aus anbieten. Im Zuge des gerichtlichen Verfahrens erfolgt eine Prüfung, ob die Erwachsenenvertretung übernommen werden kann oder Gründe dagegen sprechen. Sollten im Umfeld keine geeigneten Personen zur Verfügung stehen, wird über die Erwachsenenschutzvereine, Notariate und Rechtsanwaltskanzleien versucht, eine geeignete Person zu finden. Sollte dies auch nicht möglich sein, können auch andere Personen (z. B. Sozialarbeiter*innen, Bürgermeister*innen) als gerichtliche Erwachsenenschutzvertreter*innen bestellt werden.

Bei Fällen, in denen es rasche Entscheidungen braucht, kann eine einstweilige Erwachsenenvertretung ausgesprochen werden.

Die gerichtliche Erwachsenenschutzvertretung ist für den betroffenen Menschen mit Kosten verbunden. Diese fallen zum einen schon im Zuge des Verfahrens an (Kosten für Gutachten, Gerichtsgebühren), zum anderen können von der Erwachsenenschutzvertreterin Aufwandsersatzansprüche, Entschädigungen sowie ein bestimmtes Entgelt – abhängig von Einkommen und Vermögen der betroffenen Person – in Rechnung gestellt werden.

Themen, die noch besprochen werden sollten

Je weiter die Erkrankung fortschreitet, umso wichtiger wird es, bestimmte, oft heikle Themen noch anzusprechen. Für Angehörige ist es häufig schwierig, nach Wünschen, die noch erfüllt werden sollen, oder dem „letzten Willen“ zu fragen. Es ist nicht einfach, hier den richtigen Zeitpunkt zu finden. Gespräche darüber, welche Dinge für einen sterbenden Menschen wichtig sind, was er sich für die Sterbestunde wünscht und welche konkreten Angelegenheiten noch zu erledigen sind, können für Angehörige wie auch für Patient*innen

Klarheit bringen und entlastend sein. Vorausschauend können viele Angelegenheiten noch im Interesse der Patient*innen und Angehörigen erledigt werden. Werden wichtige Entscheidungen nicht besprochen oder hinausgezögert, kann dies mitunter sehr belastend und auch zum Nachteil der Hinterbliebenen sein. Sozialarbeiter*innen können Gespräche anregen, begleiten und Hilfestellungen sowie Beratung anbieten. Konkrete Themen könnten hier Kontozugriffsrechte, die Übertragung von Bausparverträgen, Versicherungen, Wertgegenständen wie Autos usw. noch zu Lebzeiten sein.

Vor allem die Nachlassregelung kann immer wieder Schwierigkeiten bereiten, da hier Emotionen sowie Beziehungsdynamiken eine große Rolle spielen. Vorgespräche und Information über die gesetzliche Erbfolge und die Möglichkeiten einer Testamentserstellung können für die Beteiligten aufschlussreich sein. So sind z. B. Lebensgefährt*innen in der gesetzlichen Erbfolge nur dann berücksichtigt, wenn es keine anderen gesetzlichen Erb*innen gibt und müssen daher in anderer Form bedacht werden, sofern dies im Sinne der Erblasserin ist. Erst wenn der Wille der Erblasserin einigermaßen geklärt ist, hat es einen Sinn, gegebenenfalls eine Notarin aufzusuchen.

Sozialrechtliche Aufgaben nach dem Tod der Patientin

Unmittelbar nach dem Tod sind Angehörige emotional oftmals tief betroffen, können ihrer Trauer aber nicht den nötigen Raum geben. Sie sind mit vielen administrativen und formalen Aufgaben beschäftigt. Viele Angehörige würden sich gerne zurückziehen um zu trauern, fühlen sich aber in einer Art „Funktionsmodus", in dem sie alle anstehenden Erledigungen erfüllen müssen (Zambrano et al., 2019, S. 23 f.). Die Organisation des Begräbnisses, diverse Amts- und Behördenwege und die Vorbereitung für den Nachlass sind besonders herausfordernd. Angehörige sind meist dankbar, wenn ihnen bei diesen Aufgaben jemand mit Rat und Tat zur Seite steht. Gibt es mehrere Angehörige, können die Aufgaben aufgeteilt werden. Eine Checkliste mit den zu erledigenden Angelegenheiten leistet hier gute Dienste. Mit dem Bestattungsinstitut, der Kranken- bzw. Pensionsversicherungsanstalt, privaten Versicherungsanstalten, dem Gemeindeamt, dem Notariat sowie den entsprechenden Banken ist jedenfalls Kontakt aufzunehmen. Darüber hinaus müssen womöglich noch Vermieter*innen, Energieversorgungsunternehmen, Handy- und Telefonanbieter, das Finanzamt, sonstige Vereine, zu denen eine Mitgliedschaft bestanden hat, sowie Dienstgeber*innen informiert werden.

Auch wenn es nach dem Tod eines Angehörigen viele Aufgaben zu erledigen gibt, sollte dennoch genug Zeit zur bewussten Verabschiedung gefunden werden. Für die Hinterbliebenen kann es enorm wichtig und für den gesamten Trauerprozess wertvoll sein, sich nochmals leiblich von der Verstorbenen zu verabschieden, sie nochmals zu sehen, zu berühren und in aller Stille und Trauer verweilen zu können, bevor die Bestattung erfolgt.

Viele Angehörige wünschen sich auch nochmals Gespräche, in denen sie das Erlebte revue passieren lassen können, über den Tod, die letzte Zeit, offene Fragen und über die Verstorbene sprechen können (Zambrano et al., 2019, S. 25). Einige Palliativteams bieten daher nach dem Tod Nachsorgegespräche für Angehörige an.

TEIL IV
Spezielle pflegerische Aspekte

Wenn Essen und Trinken zum Problem werden

In fortgeschrittenen Krankheitssituationen verlieren die Patient*innen meist zunehmend das Interesse am Essen und Trinken. Es werden nur mehr ganz bestimmte Lieblingsspeisen gegessen, oft auch nur sehr geringe Mengen davon, aber zunächst durchaus noch mit Genuss. Dabei ist es wichtig, dass die Portionen sehr klein sind, und schon eine einzelne Erdbeere kann für längere Zeit sättigen. Diese sehr reduzierte Nahrungsaufnahme kann für die Angehörigen der Patient*innen jedoch sehr belastend sein, denn eine ausreichende Ernährung wird eng mit den Themen Zuwendung und Lebenserhaltung verknüpft. Die Angehörigen versuchen dann, die Patientin zum Essen zu überreden, und nicht selten geschieht dies auch recht energisch.

Als besonders belastend empfinden es Angehörige, wenn die Patient*innen nicht nur immer weniger essen, sondern auch das Trinken reduzieren oder sogar ganz einstellen. Die Vorstellung, die Patientin könnte unter Durst leiden, ist für die Angehörigen fast unerträglich und sie wissen, dass ein ausgeprägter Mangel an Flüssigkeit mit dem Leben nicht vereinbar ist. Es ist daher verständlich, wenn Angehörige fordern, es müsse der Patientin eine Infusion verabreicht werden. Zudem sehen Angehörige die Infusion nicht nur als eine Maßnahme zur Rehydrierung, viele verstehen sie auch als eine Verabreichung von Nahrung, Eiweiß und Mineralien. Infusionen werden als gesundheitsfördernd und lebensverlängernd betrachtet (Pettifer, Hughes, 2023, S. 788). Viele Angehörige wissen nicht, dass die Reduktion der Trinkmenge ein normaler Teil des Sterbeprozesses ist, sie gehen vielmehr von der Annahme aus, dass eine Dehydrierung grundsätzlich schädlich ist, auch in den letzten Tagen des Lebens (Pettifer, Hughes, 2023, S. 789).

„Sie können meine Mutter doch nicht verdursten lassen, sie braucht wenigstens eine Infusion!"

(Aussage einer Angehörigen)

Dahinter steht die Sorge, die Patientin könnte „verhungern und verdursten". Hunger und Durst bedeuten aber ein drängendes physiologisches Verlangen nach Nahrung und Flüssigkeit.

Verhungern und Verdursten bezeichnen ein Sterben als Folge von Nahrungs- bzw. Flüssigkeitsmangel. Wenn terminal erkrankte Menschen das Interesse am Essen und Trinken verlieren, so hat das nichts mit einem mangelnden Angebot an Nahrung zu tun. Es ist vielmehr ein physiologischer Prozess im Zusammenhang mit einer katabolen Stoffwechsellage. Hinzu kommt, dass Verdauung einen anspruchsvollen Prozess für den Organismus darstellt, und das fehlende Hungergefühl scheint auch eine Entlastungsstrategie des Körpers zu sein. Die Patient*innen selbst empfinden meist ein umfassendes Sättigungsgefühl und nehmen es als sehr belastend wahr, wenn sie wiederholt zum Essen gedrängt werden.

Essen und Trinken sind aber auch von großer sozialer Bedeutung. Gemeinsames Essen spielt in Gesellschaft und Familie eine bedeutende Rolle für die Kommunikation und somit auch für den sozialen Zusammenhalt. So ist jedes Familienfest, jede Feier mit Essen und Trinken verbunden. Umso belastender erleben Angehörige den Verlust der Möglichkeit, durch das Zubereiten und Verabreichen von Essen Zuwendung zu schenken.

Die Ängste der Angehörigen, die Patientin könnte unter Hunger und Durst leiden oder gar „verhungern", sind sehr ernst zu nehmen. Die Angehörigen brauchen dann nicht nur umfassende Aufklärung von Ärzt*innen und Pflegepersonen, sie benötigen auch entsprechende Unterstützung in dieser für sie oft sehr schwierigen Situation.

Unter Berücksichtigung der individuellen medizinischen Prognose und der Wünsche der Patientin gilt es, zusammen mit den Angehörigen eine vernünftige, situationsgerechte Entscheidung hinsichtlich der Ernährung zu treffen, eine Entscheidung, die sich am Wohlbefinden der Kranken orientiert. Pflegepersonen und Ärzt*innen befinden sich damit aber auch oft in einem Spannungsfeld zwischen den Wünschen und Vorstellungen der Patient*innen und den Wünschen ihrer Angehörigen. In den Fragen rund um Ernährung und künstliche Ernährung gelten jedoch die Wünsche der Patientin als Richtwert für alle Entscheidungen; zugleich ist es bedeutsam, dass die Angehörigen entsprechend unterstützt und entlastet werden können.

Es ist wichtig, den Angehörigen die zugrunde liegenden Mechanismen des katabolen Stoffwechsels zu erklären und sie darauf hinzuweisen, dass die Reduktion der Nahrungsaufnahme terminal Kranker meist mit einem ausgeprägten Widerwillen gegen das Essen verbunden ist und nicht mit Hungergefühlen einhergeht. Von den Angehörigen werden diese Erklärungen meist als sehr entlastend wahrgenommen. In einer Studie von Pettifer und Hughes (2023) über die Erfahrungen Angehöriger, wenn die Patient*innen das Trinken zunehmend einstellen, nannten die befragten Angehörigen folgende Maßnahmen als besonders hilfeich:

- Anleitungen, wie sie die Patientin bei der Aufnahme von Flüssigkeit unterstützen können, z. B. Eiswürfel, Sorbets etc.
- Wiederholte Erklärungen und Information über die zu erwartenden Veränderungen im Sterbeprozess.
- Unterstützung bei der Bewältigung dieser belastenden Situation.

„Seit mir das Pflegepersonal erklärt hat, warum mein Vater jetzt nichts mehr isst und auch nicht mehr trinkt, habe ich verstanden, dass das zum Sterben dazugehört. Ich kann es nun besser aushalten, weil ich weiß, dass er nicht darunter leidet."

(Aussage eines Angehörigen)

Den Angehörigen sollte aber auch angeboten werden, in anderer Form für das Wohlbefinden der Kranken zu sorgen. Sehr hilfreich ist die Einbeziehung in die Mundpflege, sofern die Angehörigen dies wünschen, oder auch eine Anleitung zu behutsamen Hand- und Fußmassagen. Dies entlastet die Angehörigen von Gefühlen der Hilflosigkeit und zugleich können sie damit einen wertvollen Beitrag zum Wohlbefinden der Patientin leisten.

Wichtig sind offene und wiederholte Gespräche mit den Angehörigen über die aktuelle Situation der Patient*innen, über zu erwartende Veränderungen und auch darüber, welche offenen Fragen, Ängste und Befürchtungen aufseiten der Angehörigen bestehen. In fortgeschrittenen palliativen Situationen einer Erkrankung ist das Thema der Ernährung und der Flüssigkeitssubstitution vor allem eine Frage der Kommunikation. Es gilt also, die Angehörigen rechtzeitig (!) darauf vorzubereiten, dass es sein kann, dass die Patientin zunehmend das Interesse am Essen und Trinken verliert.

Es ist wichtig zu verstehen, dass es für die Angehörigen dabei nicht nur um Information im Sinne eines kognitiven Verstehens geht, sondern vor allem auch darum, die mit dem absehbar gewordenen Tod verbundenen Veränderungen emotional zu erfassen und zu bewältigen. Diese Akzeptanz des Unvermeidlichen kann nur selten nach einem Gespräch erfolgen, es ist vielmehr eine allmähliche und schrittweise Annäherung an die Tatsache, daß sich die Patientin bereits im Sterbeprozess befindet.

Daher bedarf es wiederholter Erklärungen, dass Verdauung eine anspruchsvolle Körperfunktion darstellt und dass die Reduktion der Nahrungsaufnahme bei terminaler Erkrankung daher auch eine sinnvolle biologische Schutzfunktion darstellen kann. Eine künstliche Ernährung bringt in dieser Situation keinerlei Vorteile bezüglich Lebenszeit oder Lebensqualität; sie kann für sterbende Menschen vielmehr eine enorme Belastung darstellen.

Kinder als Angehörige

Wenn Kinder und Jugendliche als Angehörige innerhalb der Familie mit einer schweren Erkrankung und mit dem Sterben konfrontiert werden, bedürfen sie besonderer Aufmerksamkeit und spezieller Unterstützung. Sie sind die verletzlichsten Angehörigen und meist haben sie noch kaum Erfahrungen im Umgang mit Krankheit, Sterben und Tod. Selbst kleine Kinder nehmen die Veränderungen innerhalb der Familie wahr und erleben die Unsicherheiten, Belastungen und Befürchtungen der Erwachsenen mit.

In der Praxis zeigt sich, dass Erwachsene häufig versuchen, die Belastungen von den Kindern fernzuhalten, und nicht selten wird den Kindern die Schwere der Erkrankung verschwiegen. Das erweist sich jedoch nahezu immer als fatal, denn die Kinder nehmen deutlich wahr, wie sich der Alltag durch die schwere Erkrankung eines Familienmitgliedes verändert. Werden ihnen Erklärungen und Informationen dazu vorenthalten, so hat das zur Folge, dass die Kinder spüren, dass etwas nicht stimmt, und sich mangels Erklärungen um eigene Erklärungsversuche bemühen, die für sie weit beängstigender sein können als die tatsächliche Situation.

Wie auch bei anderen Dingen des Lebens, so lernen Kinder auch hier von den Erwachsenen in ihrem Umfeld. So trägt der Umgang der Familie und ihres sozialen Umfeldes mit der schweren Erkrankung, mit Sterben und Tod wesentlich dazu bei, welche Strategien das Kind dazu entwickelt und auch später als Erwachsener beibehält.

Kinder haben je nach Alter und Entwicklungsstand unterschiedliche Vorstellungen und ein unterschiedliches Verständnis von Sterben und Tod, und sie haben ihre eigene Art, damit umzugehen. Es ist äußerst wichtig, dass sie in ihrer jeweiligen Situation altersentsprechende Begleitung und Unterstützung erfahren.

Konzepte von Kindern zu Sterben und Tod

0- bis 3-Jährige können die Begriffe „Sterben" und „Tod" zwar noch nicht verstandesmäßig erfassen, empfinden den Verlust, wenn ein ihnen nahestehender Mensch stirbt, jedoch sehr deutlich.

3- bis 5-Jährige neigen dazu, Sterben und Tod als einen vorübergehenden Zustand zu betrachten, wie eine kurzfristige Abwesenheit. Das zeigt sich auch darin, dass sie „tot" spielen, indem sie sich auf den Boden legen, dann aber erklären, dass sie „jetzt nicht mehr tot" seien und weiterspielen. Der Tod ist für Kleinkinder deshalb so schwer begreiflich, weil ihre Vorstellung von Zeit nur sehr begrenzt ist. Kleine Kinder kennen nur die Gegenwart, nicht aber Vergangenheit oder Zukunft.

5- bis 7-Jährige haben auch noch keine klaren Vorstellungen, sie sind aber an den Vorgängen rund um Sterben und Tod interessiert und beginnen, sich Gedanken über das Sterben, den Tod und ein Weiterleben nach dem Tod zu machen. Allmählich beginnen sie die Endgültigkeit des Todes zu begreifen, allerdings fassen Kinder dieses Alters den Tod mitunter als Bestrafung auf.

7- bis 9-Jährige beginnen, über den eigenen Tod nachzudenken und an eine Unsterblichkeit der Seele zu glauben. Sie sind mit den Geheimnissen des Lebens und Sterbens beschäftigt, aber auch mit Trennungs- und Verstümmelungsängsten. Mit dem Schulalter entwickelt sich langsam eine realistische Vorstellung vom Tod, die bereits mit Affekten verbunden ist. Das Zeitgefühl wird nun differenzierter, und das Kind lernt den Tod als etwas Endgültiges zu akzeptieren. Die meisten Kinder dieses Alters erkennen bereits, dass alle Menschen – sie selbst miteingeschlossen – einmal sterben werden und dass der Körper nach dem Tod zerfällt.

9- bis 11-Jährige wissen, dass der Tod unumkehrbar ist und sehen Sterben und Tod als ein Ereignis an, das jeden Menschen, auch sie selbst, treffen kann und treffen wird.

Kinder ab 11 Jahren haben zunehmend die gleichen philosophischen, ethisch-religiösen und psychologischen Fragen und Überlegungen, die auch Erwachsene in Bezug auf Tod und Sterben bewegen.

Für Jugendliche kann das Verlusterleben konfliktträchtig sein. Sie sind aufgrund ihrer besonderen emotionalen und sozialen Umbruchsituation hoch vulnerabel. Ihre (sexuelle) Identitätsentwicklung ist erheblich an die libidinöse Besetzung des eigenen Körpers gebunden. Somit ist für sie der Umgang mit einer Erkrankung, die das physische Erscheinungsbild stark beeinträchtigt (wie z. B. Kachexie, stark unangenehme Gerüche, ein künstlicher Darmausgang etc.), schwierig.

Zudem befinden sich Jugendliche gerade in einem Ablösungsprozess. Trennungserlebnisse aktualisieren das eigene Bindungsbestreben und die Familie reagiert häufig mit einem erhöhten Anspruch auf Präsenz und Zusammenhalt, was eine Bewegung auslöst, die der Ablösung entgegengesetzt ist. Jugendlichen ist der Erfahrungsaustausch mit Gleichaltrigen besonders wichtig, und sie erfahren Unterstützung von ihren Freund*innen.

Aber die weit verbreitete Annahme, dass kindliche Todesvorstellungen ausschließlich vor dem Hintergrund kognitiver Reifungsprozesse und dem Erreichen bestimmter Stadien der Auslegung wahrzunehmen und zu analysieren sind, ist heute nicht mehr uneingeschränkt gültig. Verschiedene Studien (Brandstätter, Fischinger, 2012) belegen, dass die Vorstellungen von Sterben und Tod beim Kind so unterschiedlich sind wie die Kinder selbst (Plieth, 2011, S. 38).

Das Verständnis eines kindlichen Todeskonzeptes muss auch immer im Zusammenhang mit den individuellen Vorerfahrungen des Kindes betrachtet werden, denn Kinder werden oft bereits sehr früh mit Trennung, (passagerem) Verlust und auch mit endgültigen Abschieden konfrontiert. Dies kann durch einen Umzug erfolgen, durch den Tod eines Haustieres oder auch durch die längere Abwesenheit einer Bezugsperson. Kinder verstehen also auf ihre Art und Weise, was Abschied und Sterben bedeutet.

> *„In allen Handlungen, in jeder Geste, jedem Blick und jeder Berührung schwingen Emotionen mit und überbringen Botschaften. Oft sind es gerade diese versteckten Signale, die deutlich machen, was mit den Worten eigentlich gemeint ist und was sich hinter ihnen verbirgt. Kinder haben dafür besonders feine Antennen und ‚verstehen' lange bevor sie der Wortsprache mächtig sind, ‚die Sprache des Herzens' nur zu gut."*
>
> (Specht-Tomann, Tropper, 2011, S. 14)

Durch die eigene Betroffenheit und Erschütterung angesichts einer schweren Erkrankung und des Sterbens eines Familienmitgliedes sind die Eltern häufig nicht in der Lage, mit dem Kind altersgerecht darüber zu sprechen und seine Fragen dazu zu beantworten. Ehrliche, dem jeweiligen Alter entsprechende Informationen, Begleitung und auch das Miteinbeziehen von Kindern stellen jedoch eine wesentliche Unterstützung in diesen schwierigen Situationen da. Die Erfahrung zeigt, dass ein offener Umgang, auch wenn es schwer fällt, erleichternd sowohl für die Erwachsenen wie auch für die betroffenen Kinder und Jugendlichen ist. Diesen offenen Umgang können die begleitenden Fachpersonen fördern, indem sie die Eltern und Angehörigen darin bestärken, mit ihren Kindern und Jugendlichen möglichst offen über die Situation zu sprechen.

> *„Die wahrgenommene Bedrohung, die mangels Informationen nicht eingeordnet werden konnte, verliert durch Zuwendung und Aufklärung an Schrecken. Das Kind fühlt sich in seiner Situation gesehen und ernst genommen. Je mehr (kindgerecht vermittelte) Informationen Kinder bekommen, desto kleiner ist ihre Angst und desto weniger Raum bleibt für die eigenen Fantasien, die in der Regel viel Furcht erregender sind als die Realität."*
>
> (Brütting, 2011, S. 17)

Eine offene Kommunikation über die Erkrankung eines Familienmitgliedes ist für Kinder und Jugendliche also sehr wichtig. Sie möchten miteinbezogen werden und ihr Bedürfnis nach Information muss ebenso ernst genommen werden wie das der erwachsenen Familienmitglieder.

Hilfreiche Aspekte in Gesprächen mit Kindern:

- sich von den Fragen des Kindes leiten lassen;
- nur die Fragen beantworten, die das Kind selbst stellt;
- das Kind niemals konfrontieren;
- die Fragen des Kindes ehrlich und sofort beantworten;
- kontinuierliche Zuwendung und Unterstützung zusichern;
- Fakten erklären, die Veränderungen durch die Erkrankung erklären;
- Emotionen ansprechen;
- Sicherheit geben.

Kinder haben eine feine Wahrnehmung für ihre Grenzen. Wenn das Gespräch für sie zu belastend ist, brechen sie es ab oder sie wechseln das Thema. Dabei ist es wichtig, diese Signale zu respektieren, zugleich aber zu vermitteln, auch zu einem anderen Zeitpunkt für Fragen zur Verfügung zu stehen. Kindern sollte das Angebot vermittelt werden, Fragen zu stellen und Erklärungen einzuholen, wenn sie es brauchen (Brandstätter, Fischinger, 2012, S. 45).

Es kann durchaus sein, dass ein Kind immer wieder dieselben Fragen stellt. Dann ist es wichtig, diese Fragen erneut zu beantworten. Die Wiederholung der Frage kann bedeuten, dass sie für das Kind von besonderer Wichtigkeit ist, es könnte aber auch eine Überprüfung sein, ob die Antworten der Erwachsenen konsequent und stimmig sind (Worden, 1996, S. 13). Bei häufig wiederkehrenden Fragen könnte das Kind aber auch gefragt werden, was es selbst für Überlegungen dazu hat. Eine vertrauensvolle Basis, auch zwischen der Pflegeperson und dem Kind, ist die wichtigste Voraussetzung für eine entsprechende Unterstützung des Kindes.

Vertrauensfördernde Aspekte

Um dem Kind zu helfen, Vertrauen zu entwickeln, ist Folgendes zu beachten:

- Pflegepersonen stellen sich mit dem Namen vor und fragen auch das Kind nach seinem Namen;
- klare und verständliche Sprache – angebracht ist eine aufrichtige, einfache und altersgerechte Information über die Situation. Die Worte müssen mit Bedacht gewählt werden, um Redewendungen zu vermeiden, die vom Kind missverstanden werden und Ängste erzeugen können. Kinder nehmen vieles wörtlich. Nicht Verstandenes und Fehlendes reimen sie sich dazu. Es ist angebracht, immer wieder rückzufragen (besonders, wenn das Kind unerklärbare Reaktionen oder Ängste zeigt), was es verstanden hat, um falsche Schlüsse seinerseits auszuschließen (Lothrop, 2008, S. 154);
- Authentizität – Kinder und Jugendliche haben ein sehr gutes Gespür dafür, ob die Erwachsenen authentisch sind oder nicht. Sie nehmen rasch wahr, wenn Gefühle überspielt werden oder Wesentliches verschwiegen wird;
- Körperkontakt – eine Hand auf die Schulter des Kindes gelegt kann Trost vermitteln, vorausgesetzt, das Kind erlaubt diese Berührung;
- eine empathische, feinfühlige Pflegeperson kann eine vorübergehende Bezugsperson für das Kind werden.

Einbeziehen des Kindes in die Pflege

Nicht nur in der häuslichen Betreuung eines Schwerkranken, sondern auch im stationären Kontext kann es entlastend für Kinder und Jugendliche sein, wenn sie in die Pflege und Betreuung miteinbezogen werden. Selbst kleinere Kinder können etwas für den Kranken tun, und ebenso wie die Erwachsenen entlastet sie dies vom Gefühl der Hilflosigkeit.

„Meine Oma hat gesagt, ich kann die weltbesten Lavendelkompressen machen. Keine helfen ihr so gut wie meine."

(Marie, 5 Jahre alt)

Kinder wollen meist miteinbezogen werden; es ist aber sorgsam darauf zu achten, dass eine Überforderung des Kindes vermieden wird. Es soll helfen dürfen, aber keinesfalls müssen. Kinder kennen ihre eigenen Grenzen sehr gut, und wenn ihnen Mithilfe in der Betreuung angeboten und nicht als verpflichtend erwartet wird, werden sie im Rahmen ihrer Möglichkeit gerne etwas beitragen. Das können kleine Handreichungen, Vorlesen oder auch das Eincremen der Hände des Kranken sein.

Das gemeinsame Erleben und Tragen von so einschneidenden Lebenssituationen wie einer schweren Erkrankung und das Sterben eines Familienmitgliedes können die Familie stärker verbinden und neben all der Betroffenheit und Trauer den Kindern und Jugendlichen auch ein Gefühl von Sicherheit und Geborgenheit geben, das prägend für ihr weiteres Leben ist.

Unterstützung der Angehörigen in der Zeit des Sterbens

Der Beginn des unmittelbaren Sterbeprozesses ist oft durch einen zunehmenden Rückzug des Patienten erkennbar. Oft schon einige Zeit bevor körperliche Veränderungen das bevorstehende Sterben ankündigen, zeigen die Patient*innen einen auffallenden Verlust an Interessen. Nicht nur Essen und Trinken verlieren an Bedeutung, auch das Interesse an sozialen Kontakten nimmt ab. Es entsteht der Eindruck, als würden sich die Interessen der kranken Menschen dann zunehmend von außen nach innen richten – es findet eine Art Konzentrationsprozess auf innere Vorgänge statt. Dieser Rückzug wird von den Bezugspersonen der Patient*innen oft als bedrohlich erlebt. Daher kann die Erklärung, dass der innere Rückzug des Sterbenden kein Zeichen von Ablehnung bedeutet, sondern dass für den Patienten allmählich der Bezug zur Realität (in unserem Sinne) verloren geht, hilfreich sein.

Wenn der Tod absehbar geworden ist, wird den An- und Zugehörigen die Endgültigkeit der Situation oft schmerzlich bewusst. Das Schwinden jeglicher Hoffnung auf eine Besserung löst bei den Bezugspersonen der Kranken Gefühle von Trauer, Enttäuschung, Wut und Angst vor dem Alleinsein aus, auch wenn ihnen die Unheilbarkeit der Erkrankung und die Begrenztheit der verbleibenden Zeit zuvor schon bewusst waren. Ähnlich wie in einem Franz Kafka zugesprochenen Zitat: „Man sieht die Sonne langsam untergehen und erschrickt doch, wenn es plötzlich dunkel wird." Angehörige berichten im Nachhinein oft, dass sie um den bevorstehenden Tod des Patienten wussten und es zugleich aber auch nicht wussten. Das Unfassbare, dass ein geliebter Mensch sterbend ist, kann zwar rationell erfasst, aber emotional oft (noch) nicht verstanden werden (Totman et al., 2015). Angesichts des drohenden Verlustes eines geliebten Menschen erfahren die Bezugspersonen sterbender Patient*innen zugleich auch den Verlust von bedeutsamen Zielen, Werten und Vertrauen in ihrem Leben (Park, Folkman, 1997).

Für die Angehörigen ist die nun deutlich gewordene Begrenztheit der gemeinsamen Zeit mit tiefer Trauer und oft auch Angst verbunden. Sie fürchten nicht nur den endgültigen Verlust, sondern häufig auch dramatische Ereignisse im Sterbeprozess. Und sie stellen sich Fragen, wie sich das Sterben gestalten wird und ob sie genügend Kraft haben, dies durchzustehen. Viele An- und Zugehörige haben noch kaum Erfahrungen in der Betreuung Sterbender und wissen nicht, dass das Sterben in den meisten Fällen durch eine zunehmende Eintrübung des Bewusstseins und ein ruhiges, allmähliches Aufhören der Körperfunktionen erfolgt. Sehr viele Menschen sterben friedlich.

Eine vorausschauende Planung kann den Angehörigen nicht nur viel Sicherheit vermitteln, sie stellt auch sicher, dass eventuell auftretende Symptome rasch und effektiv gelindert werden können. Es ist daher äußerst wichtig, dass Angehörige darüber informiert werden, welche Veränderungen im Verlauf des Sterbeprozesses zu erwarten sind, denn unnötige Befürchtungen belasten nicht nur die An- und Zugehörigen, die damit entstehende Spannung kann sich auch nachteilig auf die Patient*innen auswirken.

Für Angehörige von sterbenden Menschen kann es beruhigend sein, wenn Pflegepersonen darauf hinweisen, dass keine dramatischen Ereignisse im Sterbeprozess zu erwarten sind. Meist verläuft das Sterben ruhig und unspektakulär, durch die zunehmende Eintrübung des Bewusstseins scheinen die Patient*innen immer mehr zu schlafen. Die Schlafphasen werden länger und die fortschreitende Einschränkung der Organfunktionen betrifft auch das Gehirn. So kommt es zu einer zunehmenden Eintrübung des Bewusstseins; daher sind etwa 75 % der Sterbenden in ihren letzten 48 Stunden komatös, in der letzten Stunde sind mehr als 90 % der sterbenden Patient*innen nicht mehr bei Bewusstsein.

Es kann jedoch hilfreich sein, mit den Angehörigen vorab zu besprechen, dass auch vorübergehende Phasen von Unruhe und Desorientiertheit auftreten können. Obwohl dies durchaus als normaler Bestandteil des Sterbeprozesses zu betrachten ist, sollte den Angehörigen zugesichert werden, dass für eine Linderung der Unruhe gesorgt werden kann, wenn der Eindruck entsteht, der Patient leide unter der Situation.

Der Sterbeprozess ist eine einmalige und endgültige Trennungssituation, die bei Betroffenen und auch bei den Angehörigen ein besonders wirksamer Auslöser für die Aktivierung des Bindungssystems ist (Mauer et al., 2014). Daher ist das Angebot einer sicheren Bindung bzw. einer sicheren Basis in dieser Situation für die Angehörigen von besonders hohem Wert (siehe den Abschnitt über die Bindungstheorie, S. 18 ff.).

Wenn Angehörige an die Grenze ihrer Kräfte gelangen und bereits sehr erschöpft sind, ergibt sich oft die Frage, wie lange das Sterben noch dauern wird. Es ist wichtig, dass Pflegepersonen dieser Frage wertschätzend begegnen und die zugrunde liegende Not der Angehörigen wahrnehmen. Die Antwort wird dann keine genaue Zeitangabe sein können; es geht vielmehr darum, zu erfahren, was hinter der Frage steht. Es könnte z. B. sein, dass berufstätige Angehörige ihre arbeitsfreien Tage bedarfsgerecht einteilen möchten, oder es könnte darum gehen, dass weit entfernt lebende Familienmitglieder anreisen sollten. Vielleicht ist aber auch schlicht die Erschöpfung der Angehörigen, die am Ende ihrer Kräfte angelangt sind, der Grund für die Frage nach dem „wie lange noch".

Angehörige von schwerkranken und sterbenden Menschen leisten Trauerarbeit oft schon lange vor Beginn des Sterbens. Diese antizipierte Trauer beginnt bereits bei der Mitteilung der Diagnosestellung einer terminalen Erkrankung und bedeutet auch für die An- und Zugehörigen eine Serie von Verlusten. Von der anfänglichen Hoffnung der Angehörigen auf die Genesung des Patienten, oder zumindest auf einen Stillstand der Erkrankung, erfolgt ein schrittweises Abschiednehmen. Angehörige erleben also oft schon längere Zeit vor dem Versterben des Patienten intensive Trauerreaktionen. Die Betreuung und Begleitung von Angehörigen in der Palliativpflege muss daher im Bewusstsein erfolgen, dass es sich um trauernde Menschen handelt. Die Trauer erfasst den ganzen Menschen in seinem seelischen, körperlichen und sozialen Befinden und bedeutet für die Betroffenen eine belastende Ausnahmesituation.

Mögliche Symptome im Sterbeprozess

Veränderung der Atmung

Wenn der Tod sich nähert, verändert sich die Atmung des Sterbenden. Häufige Atemmuster in den letzten Stunden sind die Cheyne-

Stokes-Atmung, eine erhöhte Atemfrequenz oder auch eine sehr reduzierte Atmung oder Schnappatmung. Für Angehörige kann es wichtig sein, vorab auf diese Veränderungen hingewiesen zu werden. Dabei genügt es meist, zu erklären, dass sich die Atmung verändert und dass es auch zu unterschiedlich langen Atempausen kommen kann. Entscheidend ist jedoch der Hinweis, dass die Patientin unter dieser veränderten Atmung nicht leidet. Selbst wenn eine geräuschvolle Atmung, die terminale Rasselatmung, auftritt, kann man davon ausgehen, dass das Bewusstsein der Sterbenden in dieser Phase bereits so stark eingetrübt ist, dass dieses rasselnde Atemgeräusch für die Betroffenen nicht quälend ist.

Für die dem Sterbenden nahestehenden Personen kann das Geräusch einer terminalen Rasselatmung jedoch äußerst belastend sein. Die Befürchtung, die Patientin könnte unter Atemnot leiden oder gar ersticken, kann dazu führen, dass unvorbereitete Angehörige dies als Notfall erleben. Werden z. B. die Angehörigen in der häuslichen Betreuung nicht entsprechend auf die möglichen Veränderungen während des Sterbeprozesses vorbereitet, kann das zur Folge haben, dass es aufgrund einer terminalen Rasselatmung zur Aktivierung des Notarztsystems und unter Umständen dann auch zu einer Einweisung der Sterbenden ins Krankenhaus kommt. Eine terminale Rasselatmung ist fast immer ein deutlicher Hinweis darauf, dass der Eintritt des Todes nahe ist (Wildiers, Menten, 2002), daher würde ein Krankenhaus-Transfer eine enorme Belastung für die Sterbende bedeuten – ohne erkennbaren Nutzen.

Tritt die terminale Rasselatmung auf, so bedarf es wiederholter Erklärung, um die Angehörigen zu entlasten. Diese geräuschvolle Atmung entsteht dadurch, dass aufgrund der Bewusstseinseintrübung kein Schluckreflex und auch kein Hustreflex mehr besteht. Es sammeln sich meist geringe Mengen Sekret im oberen Atemtrakt, die nicht mehr abgehustet und auch nicht mehr geschluckt werden können. Durch die Atembewegung entsteht dann die typische, oft recht laute Rasselatmung – ähnlich wie das bekannte brodelnde Geräusch, das bei Ansaugen von einem Rest Flüssigkeit aus einem Glas mittels Strohhalm entsteht.

Da die Patient*innen durch die terminale Rasselatmung ganz offensichtlich nicht belastet sind, sollte auf das Absaugen verzichtet werden. Das Absaugen ist eine belastende und äußerst unangenehme Maßnahme, die selbst bei eingetrübtem Bewusstsein starke Abwehrreaktionen hervorruft. Es könnte durch das Absaugen auch ein Reiz gesetzt werden, der wiederum zu einer verstärkten Sekretproduktion führt. Es erweist sich als entlastend, wenn den Angehörigen die Gründe für den Verzicht auf das Absaugen erklärt werden. Auch der Hinweis auf den fast immer sehr entspannten Gesichtsausdruck der Patientin kann die Sorge der Angehörigen reduzieren. Bei ausgeprägter Rasselatmung oder wenn die Angehörigen trotz Erklärungen sehr unter den Geräuschen leiden (z. B. Kinder), kann meist durch eine seitliche Positionierung der Patientin eine Reduktion des Atemgeräusches erreicht werden. Auch könnte einer weiteren Zunahme der Sekretmenge medikamentös entgegengewirkt werden. Da antisekretorische Substanzen aber kaum Einfluss auf bereits vorhandenes Sekret haben, sollte mit der Medikation nicht zu lange gewartet werden.

Delirante Phänomene

Das delirante Syndrom als besondere Form der „Verwirrtheit" stellt ein häufiges, multifaktorielles Syndrom in der Palliativmedizin dar. Die Prävalenz in den letzten 24 bis 48 Stunden vor dem Tod wird mit bis zu 90 % angegeben. Damit zählen delirante Phänomene im Sterbeprozess zu den häufigsten Symptomen in den letzten Tagen und Stunden eines Menschen.

Typisch für ein delirantes Syndrom sind der rasche, fast plötzliche Beginn und ein fluktuierender Verlauf, sowie Bewusstseinsstörungen, Störungen der Aufmerksamkeit und des Denkens sowie gestörter Tag-Nacht-Rhythmus (Baumgartner, Hafner, 2017).

Unter dem Begriff des deliranten Syndroms werden in der Praxis manchmal auch andere, ähnliche Manifestationen beobachtet. Das reicht vom klassischen Delir, von Halluzinationen und motorischer Unruhe über das sogenannte Sterbebett-Phänomen bis hin zu transpersonalen Erfahrungen. Es ist wichtig, die verschiedenen Phänomene bestmöglich zu unterscheiden, besonders auch hinsichtlich ihrer Therapiebedürftigkeit. Während das Erleben eines deliranten Syndroms mit einem enormen Leidensdruck für die Betroffenen verbunden sein kann, scheinen jedoch nicht alle Patient*innen unter dem, was als Deliranz erfasst wird, zu leiden. Das belegen Aussagen von noch kommunikationsfähigen Sterbenden, die klar äußern, dass sie sich in diesen Situationen nicht belastet fühlen.

Angehörige erleben Phasen der Desorientierung und Verwirrtheit der Patient*innen jedoch häufig als sehr belastend. Die Erklärung, dass delirante Symptome meist Zeichen einer Funktionsstörung des Gehirns sind und dass die Patient*innen nicht zwingend darunter leiden, kann zur Entlastung der Angehörigen beitragen. Besteht jedoch der Eindruck, dass die Patientin unter der Deliranz leidet, sollte durch medikamentöse und nicht-medikamentöse Maßnahmen für Entlastung gesorgt werden.

Schon die Anwesenheit vertrauter Personen kann den Patient*innen Sicherheit vermitteln und sehr unterstützend sein. Durch sanfte Hand- oder Fußmassagen können Angehörige zur Beruhigung der Kranken beitragen. Auch das aus der Neonatologie bekannte „Kangarooing" (Rao et al., 2008) hat sich bei unruhigen, deliranten Menschen in der Sterbephase bewährt. Dabei setzt sich eine vertraute Person ins Bett hinter die Patientin, sodass sie sich mit dem Rücken an die Brust des Angehörigen lehnen kann. Der Körperkontakt vermittelt Nähe und Sicherheit, und der ruhige Atemrhythmus des Angehörigen kann sich auf die Patientin übertragen. Dabei ist es wichtig, darauf zu achten, dass die Position der Angehörigen entspannt und bequem ist. Die Nähe durch das Kangarooing erweist sich vielfach nicht nur für die Patient*innen als beruhigend und entspannend, sie ist auch für die Angehörigen meist eine wertvolle Erfahrung, denn oft ist es die letzte Möglichkeit intensiver körperlicher Nähe zur Sterbenden.

Terminale Unruhe

Ein weiteres, häufig zu beobachtendes Symptom im unmittelbaren Sterbeprozess ist die terminale Unruhe. Sie wird auch als „agitiertes Delirium", verbunden mit beeinträchtigter Bewusstseinslage und nicht zweckmäßigen Bewegungen im Sterbeprozess, bezeichnet (Rao et al., 2008).

Terminale Unruhe kann sich durch Nesteln, suchend Nach-oben-Fassen, starken Bewegungsdrang und durch das Bedürfnis, das Bett zu verlassen, ausdrücken. Ob terminale Unruhe mit einer veränderten Wahrnehmung oder mit Halluzinationen verbunden ist, ist nicht bekannt.

Auch bei terminaler Unruhe ist nicht zwingend davon auszugehen, dass sie von den sterbenden Menschen als belastend oder gar quälend empfunden wird. Terminale Unruhe scheint vielfach ein integraler Bestandteil des Sterbeprozesses zu sein. Während terminale Unruhe, ähnlich wie ein delirantes Syndrom, in der Medizin fast immer als behandlungsbedürftig gilt, besteht in der Pflege, vor allem in der Palliativpflege, die Haltung, dass es sich dabei um ein physiologisches Übergangsphänomen im Sterbeprozess handeln kann. Die terminale Unruhe könnte aber auch Ausdruck der Auseinandersetzung mit dem unmittelbar bevorstehenden Tod sein oder auch den schwierigen Prozess des Abschiednehmens deutlich machen.

Die motorische Unruhe eines Sterbenden widerspricht jedoch den gängigen Vorstellungen von einem friedvollen Sterben, daher werden diese Phasen von den An- und Zugehörigen der Patient*innen oft als äußerst belastend erlebt. Ähnlich wie bei bei einem deliranten

Syndrom gilt es auch hier zu unterscheiden, wer unter der Situation leidet. Ob pharmakologische Maßnahmen erforderlich sind, hängt davon ab, wie belastend die Unruhe für den Patienten ist.

Zu bedenken ist aber auch, dass Schmerz, Obstipation, Harnverhalt oder Atembeschwerden in der Terminalphase Auslöser für Unruhe sein können. Eine sorgfältige Überprüfung bzw. der Ausschluss dieser Ursachen für eine Unruhe ist daher verpflichtend.

Von besonderer Bedeutung bei terminaler Unruhe ist eine ruhige, stabile Umgebung. Dabei ist auch zu beachten, dass bei sterbenden Menschen offenbar eine besonders intensive Licht-, Geräusch- und Geruchsempfindlichkeit besteht. Es ist in dieser Phase daher besondere Vorsicht beim Einsatz von Musik und Düften geboten.

In der Praxis ist auch immer wieder zu beobachten, dass selbst zuvor schwerhörige Patient*innen in der Sterbephase sogar leises Flüstern hören können. Es kann für Angehörige wichtig sein, dies zu wissen, um unbedachte Äußerungen am Bett des Sterbenden zu vermeiden.

Manche der sterbenden Patient*innen haben ein gesteigertes Bedürfnis nach Hautkontakt, danach, bei der Hand oder in den Armen gehalten zu werden; andere wiederum können Berührung als unangenehm empfinden.

Bei manchen Sterbenden ist wiederholtes Stöhnen zu beobachten. Von den Angehörigen wird dies fast immer als Schmerz- oder Leidensäußerung interpretiert. Das könnte durchaus der Fall sein, und daher ist ein sorgfältiges Schmerzassessment, besonders bei nicht mehr kommunikationsfähigen Patient*innen, wichtig. Das Stöhnen kann aber auch ein Versuch des Sterbenden sein, sich zu artikulieren, oder es kann sich auch um ein sogenanntes Entlastungsstöhnen handeln. Das Sterben scheint, ähnlich wie die Geburt, mit großen Anstrengungen verbunden zu sein, und es erscheint wichtig, dieses „angestrengte" Stöhnen von Schmerzäußerungen zu unterscheiden, um angemessen darauf reagieren zu können.

In den letzten Tagen und Stunden eines Lebens benötigen die Patient*innen zunehmend weniger an Pflege und Betreuung, aber ihre Angehörigen brauchen in dieser Zeit deutlich mehr an Aufmerksamkeit und Zuwendung. Deshalb kann sich der Fokus pflegerischer Aufmerksamkeit mehr hin zu den Angehörigen verlagern, denn alles, was sich in den letzten Lebensstunden eines Menschen ereignet, kann sich für seine Bezugspersonen als belastendes und oft schwer zu überwindendes Trauma manifestieren – es kann aber auch als wesentliche Hilfestellung und Entlastung im folgenden Trauerprozess nachwirken. Daher liegt es in der pflegerischen Verantwortung, die An- und Zugehörigen in dieser für sie meist sehr schwierigen Zeit zu unterstützen, sie zu begleiten und ihnen Beistand zu bieten. In der Praxis zeigt es sich immer wieder: Wenn es gelingt, die Angehörigen und Bezugspersonen sterbender Patient*innen entsprechend zu unterstützen, so wirkt sich das stabilisierend auch auf den Sterbeprozess der Patientin aus.

Die dem Sterbenden nahestehenden Menschen sollen die Möglichkeit haben, rund um die Uhr präsent zu sein, wenn sie das möchten. Sie können der sterbenden Patientin allein durch ihre Anwesenheit Geborgenheit, Sicherheit und Vertrautheit vermitteln.

Die Einbeziehung der Angehörigen in kleine pflegerische Maßnahmen, wenn sie dies wünschen, kann eine zusätzliche Entlastung bedeuten.

Veränderungen in der Persönlichkeit der Kranken

Die Konfrontation mit dem eigenen Tod erschüttert das gesamte Bezugssystem der Betroffenen. Bisherige sicherheitsstiftende Strukturen werden relativiert und ihr Umgang mit sich selbst und ihrem Umfeld verändert sich (Brathuhn, Mohr, 2013). So können ein radikaler Rückzug des Kranken oder auch eine bis dahin unbekannte Ungeduld auftreten. Auch Phasen von Wut und Aggression sind bei Sterbenden nicht selten. Für die Bezugspersonen der Patient*innen können derartige Veränderungen im Verhalten schwer zu verstehen und oft auch kaum auszuhalten sein.

Transzendenz und Visionen

Sterbende Menschen scheinen veränderte Bewusstseinszustände und Erfahrungen von Transzendenz zu erleben. In der Praxis ist immer wieder zu beobachten, dass sie mit Unsichtbaren kommunizieren. Diese Phänomene dürfen nicht vorschnell pathologisiert, als „Deliranz“ und als behandlungsbedürftig beurteilt werden, zumal diese Wahrnehmungen offenbar keinen Leidensdruck für die sterbenden Menschen bedeuten.

Im Sinne einer metaphorischen Kommunikation sprechen sterbende Patient*innen häufig von Reisevorbereitungen, vom Heimgehen, und gelegentlich drängen sie auf die Möglichkeit, sich von bestimmten Personen verabschieden zu können. Es scheint also ein mehr oder weniger klares Wissen um den bevorstehenden Tod zu bestehen.

Es kann wichtig sein, die Angehörigen darauf hinzuweisen, dass diesen Äußerungen nicht zu widersprechen ist, sie sind vielmehr als Ausdruck der Grenzerfahrung des Sterbenden zu betrachten. Zugleich ist nachvollziehbar, dass es für Angehörige auch schwierig sein kann, wenn der Sterbende verschlüsselt und in einer Art Symbolsprache spricht. Die Sprache erscheint oft nicht logisch, sie ist vielmehr Ausdruck einer inneren Erlebniswelt.

Manche der sterbenden Patient*innen berichten von Visitationen verstorbener Angehöriger oder anderer Bezugspersonen. Diese „Visionen“ werden von den Sterbenden als sehr real, zugleich als Wahrnehmungen aus einer „anderen Welt“ (Fenwick, Brayne, 2011) empfunden. Und anders als bei Delirien, die oft auch angstbesetzt sind, werden diese Visionen von den Patient*innen als bedeutungsvoll, tröstlich und entlastend erlebt. Charakteristisch für diese Visionen im Sterbeprozess ist also, dass sie sich für die Patient*innen durchaus real anfühlen, dass sie nie als bedrohlich empfunden werden und dass sie emotional von großer Bedeutung sind. Manchmal scheinen sie auf die Patient*innen sogar ausgesprochen kathartisch zu wirken und ihre Angst vor dem bevorstehenden Tod zu reduzieren.

Berichten Patient*innen von Wahrnehmungen und Begegnungen mit bereits verstorbenen Familienmitgliedern, kann dies bei den Angehörigen aber akute Verlustängste auslösen. Trotzdem ist den Äußerungen der Sterbenden mit Respekt zu begegnen und es sollte keinesfalls versucht werden, ihre Wahrnehmungen infrage zu stellen.

Koma

Mit Fortschreiten des Sterbeprozesses werden die Patient*innen zunehmend komatös. Die Bewusstseinstrübung ist aber selten gleichbleibend, sondern von wechselnder Intensität. Menschen, die seit Tagen im Koma liegen, werden manchmal für kurze Zeit wieder wach und sind fähig, ein paar Worte zu sagen. Oft reagieren die Kranken in dieser Phase auch nur mehr auf die Stimme von ihnen sehr nahestehenden Menschen. Möglicherweise erkennen sie aber selbst ihre Bezugspersonen nicht mehr.

Für die Angehörigen bedeutet dies oft eine sehr schmerzliche Erfahrung. Auch wenn die Patient*innen jetzt nicht mehr in der Lage sind, zu sprechen, können sie dennoch hören. Sterbende benötigen aber mehr Zeit, um Worte ankommen zu lassen. Es ist daher notwendig, sich den Sterbenden gegenüber langsam und in einfachen Worten auszudrücken, um ihnen das Aufnehmen des Gesagten zu erleichtern.

Angehörigen sollte erklärt werden, dass das Hörvermögen von Sterbenden deutlich länger bestehen bleibt als ihr Vermögen, sich selbst zu äußern, und dass sie daher noch immer „ansprechbar" sind. Oft möchten Angehörige noch für sie wichtige Dinge aussprechen, die von den Sterbenden gehört werden sollen.

Pflegepersonen sollten die Angehörigen dazu ermutigen, den Sterbenden noch zu sagen, was ihnen wichtig ist, im Vertrauen darauf, dass die Worte bei dem Patienten ankommen, auch wenn er nicht mehr reagieren kann.

Auch kann der Hinweis wichtig sein, dass die verbleibende Zeit möglicherweise schon sehr begrenzt ist. Es gilt, die letzte gemeinsame Zeit zu nutzen, und viele An- und Zugehörige möchten am liebsten rund um die Uhr beim Sterbenden bleiben. Das ist sehr verständlich, jedoch scheinen sterbende Menschen nicht permanent jemanden an ihrer Seite zu brauchen.

Das zeigt sich auch anhand der Erfahrung, dass die Patient*innen oft gerade in jenen Minuten versterben, in denen ihre Angehörigen den Raum verlassen haben. Sterbende brauchen Präsenz und Nähe, aber auch Zeiten der Distanz und des Alleinseins. Es ist daher günstig, die Kranken immer wieder für eine gewisse Zeit alleine zu lassen. Unabhängig von ihrem Wachzustand sollten sie aber darüber informiert werden, wann ihre Angehörigen wiederkommen.

Über längere Zeit am Bett eines nahestehenden sterbenden Menschen präsent zu sein, ist anstrengend. Um für das sterbende Familienmitglied unterstützend zu sein, ist es wichtig, dass sich Angehörige Erholungspausen zugestehen können. Wenn Pflegepersonen die Angehörigen dazu ermutigen, sich kleine Auszeiten zu nehmen oder die Anwesenheit beim Sterbenden abwechselnd auf mehrere Personen aufzuteilen, so ist es wichtig, ihnen auch zu vermitteln, dass es eventuell sein kann, dass der Patient gerade während ihrer Abwesenheit verstirbt.

„Ich war den ganzen Tag über bei meinem Mann im Krankenhaus. Als mir der Pfleger angeboten hat, ich könnte einen kurzen Spaziergang durch den Park machen, habe ich das gerne angenommen. Genau in dieser Zeit ist mein Mann gestorben – ich werde mir nie verzeihen, dass ich ihn allein gelassen habe."

(Aussage einer Angehörigen)

In der Palliativpflege geht man davon aus, dass Sterbende den Zeitpunkt ihres Lebensendes bis zu einem gewissen Grad selbst wählen. Das zeigt sich immer wieder in Situationen, in denen sterbende Patient*innen gleichsam zu warten scheinen, bis eine bestimmte Person an ihrem Bett ist. Andererseits sterben manche Menschen just in dem Augenblick, in dem die Angehörigen das Zimmer verlassen haben. Möglicherweise fällt es manchen Patient*innen auch leichter, dann zu sterben, wenn sie alleine sind. Derartige Erklärungen können dazu beitragen, dass das Vertrauen der Angehörigen in den Sterbenden gestärkt wird, das Vertrauen, dass er das Sterben so gestalten wird, wie es ihm entspricht. Damit kann auch verhindert werden, dass Angehörige Gefühle von Schuld entwickeln, wenn sie zum Todeszeitpunkt nicht anwesend waren.

In der Praxis zeigt sich immer wieder, dass eine kompetente Begleitung der Angehörigen noch zu Lebzeiten der Patient*innen auch das Risiko für einen erschwerten Trauerverlauf verringert. Wenn sie zum Wohlbefinden des Schwerkranken beitragen konnten, sei es nun durch pflegerische Maßnahmen oder durch die unterstützende, stille Präsenz, so wird dies nachhaltig – auch in der Trauer – entlastend wirken. Das Gefühl der genutzten gemeinsamen Zeit, die empfundene Nähe zum Patienten und das Wissen, alles Mögliche getan zu haben, sind tragende Elemente für die spätere Trauer.

Sterben zu Hause

Es ist der Wunsch vieler Menschen, zu Hause in der Geborgenheit der vertrauten Umgebung zu sterben. Und viele Angehörige wollen dies ihren Kranken auch ermöglichen. Damit aber ein Daheimbleiben bis zuletzt möglich ist, bedarf es einer umfassenden Unterstützung durch ein Team mit Palliative-Care-Kompetenz und einer sorgfältigen, vorausschauenden Planung.

Es erweist sich als äußerst wichtig, dass die betreuenden Angehörigen verstehen können, dass das Sterben unausweichlich und in nächster Zeit zu erwarten ist. Es gilt also zunächst zu erkennen, dass es sich um die Finalphase handelt, und darum, das Sterben nicht nur zu erkennen, sondern auch anzuerkennen. Das ist wichtig, damit es den Bezugspersonen des Patienten gelingen kann, den Tod zu antizipieren (Penrod et al., 2012). Erst dann sind sie dazu in der Lage, sich mit der Endgültigkeit der bevorstehenden Trennung auseinanderzusetzen.

Das Sterben eines Menschen bleibt bei denen, die weiterleben, als wichtige Erinnerung zurück. Aus Rücksicht auf sie, aber auch aus Rücksicht auf den Sterbenden ist es unsere Aufgabe, einerseits zu wissen, was Schmerz und Leiden verursacht, andererseits zu wissen, wie wir diese Beschwerden effektiv behandeln können. Was immer in den letzten Stunden geschieht, kann viele Wunden heilen, aber auch in unerträglicher Erinnerung verbleiben (Saunders, 1994).

Eintritt des Todes

Obwohl die Bezugspersonen terminal kranker Patient*innen um die fortgeschrittene Krankheitssituation und den sich nähernden Tod wissen, bleibt doch oft ein Funken Hoffnung auf ein Wunder bestehen. Selbst Angehörige, die auf das Sterben der Patient*innen wohlvorbereitet scheinen, erleben den Eintritt des Todes oft wie einen Schock (Totman et al., 2015).

Es ist daher davon auszugehen, dass selbst Angehörige, die auf den Tod der Patientin vorbereitet sind, beim Versterben einen unerwartet heftigen Trennungsschmerz erleben.

Den Tod eines nahestehenden Menschen zu erleben, bedeutet eine tiefe Erschütterung für die Angehörigen und es ist eine Situation, die sich vermutlich für immer in ihr Gedächtnis einprägt.

Es ist wichtig, den Angehörigen zu vermitteln, dass sie sich so viel Zeit für den Abschied nehmen dürfen, wie es ihrem persönlichen Bedürfnis entspricht. Im Wissen, dass dieser Abschied nicht mehr nachgeholt werden kann, ist es entscheidend, dass die Angehörigen darin unterstützt werden, sich individuell von der Verstorbenen zu verabschieden.

Pflege des Verstorbenen und Abschied

Der letzte Anblick eines Verstorbenen prägt sich in der Regel tief in das Gedächtnis der Angehörigen ein. Noch Jahre später sind sie in der Lage, sich dieses Bild jederzeit und in allen Einzelheiten in Erinnerung zu rufen. Von daher kann die Bedeutung dieses Augenblicks gar nicht hoch genug eingeschätzt werden. Den Pflegepersonen kommt hier die besondere Aufgabe zu, eine würdige Situation zu schaffen, damit die Erinnerung an diesen letzten Anblick eine entlastende und gute Erinnerung für die Angehörigen sein und bleiben kann. Ausdruck dafür, wie wichtig diese letzte Erinnerung sein kann, ist die Tatsache, dass manche Angehörige ein Foto des oder der Verstorbenen machen möchten: Es ist ihnen ein Anliegen, diesen gelösten und friedlichen Eindruck festzuhalten.

Für die Angehörigen ist es sehr wichtig, dass das letzte und immer auch unvergessliche Bild ihres Verstorbenen seiner Würde im Leben entspricht. Daher kommt einer letzten Pflege der verstorbenen Patient*innen eine besondere Bedeutung zu.

Die Pflege eines Verstorbenen ist Ausdruck einer letzten liebevollen Zuwendung und der Gestaltung einer würdevollen Abschiedssituation.

Bei Eintritt des Todes können aufgrund der Erschlaffung der Sphinkter Stuhl und Harn aus dem Körper austreten. Es empfiehlt sich deshalb, eine saugfähige Unterlage einzubetten und gegebenenfalls eine Waschung an verunreinigten Körperstellen durchzuführen. Wunden sollen frisch verbunden werden, speziell bei übel riechenden Wunden ist geruchsdichtes Verbandmaterial (z. B. Folie) erforderlich, damit die Angehörigen beim Abschiednehmen nicht zusätzlich belastet werden. Liegt ein Stoma vor, so wird der Stomabeutel gewechselt.

Gekämmte Haare und eine Rasur tragen ebenso zur Pflege des toten Menschen bei wie das Einsetzen der Prothesen, sofern diese dem Patienten noch passen. Die Augen werden sanft geschlossen. Sollten sich die Augenlider nicht schließen lassen und der Anblick deshalb für die Angehörigen belastend sein, dann empfiehlt es sich, für kurze Zeit feuchte Wattepads auf die Augenlider aufzulegen.

Die Positionierung eines verstorbenen Menschen ist einerseits wichtig für das Gesamtbild, andererseits ist eine entsprechende Lage auch für das anschließende Einbetten in den Sarg von Bedeutung. Aufgrund der beginnenden Leichenstarre ist es wichtig, dass der Oberkörper nur leicht hochgelagert wird. Es kann eine kleine Rolle (zusammengerolltes Handtuch oder Zellstoffrolle) unter das Kinn gelegt werden, damit der Unterkiefer nicht herunterfällt. Dies ist vor allem dann angezeigt, wenn der offene Mund einen grotesken oder unästhetischen Eindruck vermittelt.

Je nach individuellem Wunsch können ein Rosenkranz (für christliche Patient*innen) oder auch Blumen in die Hände des Verstorbenen gelegt werden. Bei einer geplanten Obduktion ist es günstiger, die Arme parallel zur Körperachse zu legen. Sämtliche Sonden, Drainagen und Katheter dürfen bis nach der Totenbeschau durch die Ärztin nur verschlossen, nicht aber entfernt werden.

Angehörige, die beim Versterben nicht anwesend waren, zögern manchmal, den Verstorbenen noch einmal zu sehen. Sie befürchten eine übermäßige emotionale Belastung. Dabei ist es wesentlich, die Angehörigen keinesfalls zu drängen, aber Pflegepersonen sollten sie ermutigen, sich von ihrem verstorbenen Lieben zu verabschieden – im Wissen, dass dies nicht mehr nachgeholt werden kann.

Als unterstützend wird es empfunden, wenn die Pflegeperson anbietet, gemeinsam mit den Angehörigen in das Zimmer des Verstorbenen zu gehen und sie dabei gleichsam an die Hand zu nehmen. Die Erfahrung zeigt, dass die Angehörigen, die diesen Schritt trotz ihrer Angst wagen, im Nachhinein dankbar für die Ermutigung sind.

Wenn Pflegepersonen den Angehörigen ihre ehrliche Anerkennung und Wertschätzung für ihre Unterstützung und den geleisteten Beistand für den Verstorbenen ausdrücken, so bestärkt dies die Angehörigen darin, Wesentliches beigetragen zu haben.

Abschiede der Kinder

Den Kindern, auch noch Kleinkindern, muss die Möglichkeit geboten werden, sich von dem Verstorbenen zu verabschieden. Die Kinder benötigen dabei jedoch Begleitung und Unterstützung, altersgerechte Informationen und auch die Ermutigung, Fragen zu stellen. Dabei zeigt sich immer wieder die bemerkenswerte Unbefangenheit der Kinder. Meist wollen sie alles genau erklärt bekommen, sie möchten den Verstorbenen anfassen und begreifen den Tod damit auf ihre eigene Weise. Manchmal flüstern sie dem Toten etwas ins Ohr oder sie legen ihm einen kleinen, gefalteten Zettel in die Hand, mit Botschaften wie: „Ich werde gut auf Oma aufpassen" oder „Entschuldige, dass ich das rote Feuerwehrauto in deinem Aquarium versenkt habe".

Ebenso wie für Erwachsene kann ein Abschiedsritual auch für Kinder eine bedeutsame Unterstützung darstellen. Das kann z. B. eine Grabbeigabe für den Verstorbenen sein, etwa eine Zeichnung, ein Brief, ein besonderer Stein oder auch ein anderer Gegenstand, den das Kind für den Verstorbenen für bedeutsam hält. Auch die Gestaltung einer Kerze oder das Flechten eines Freundschaftsarmbandes für das verstorbene Familienmitglied kann ein geeignetes Abschiedsritual für ein Kind sein.

Wichtig ist jedoch, dass die Kinder keinesfalls zu irgendetwas gedrängt werden dürfen. Sie sollen auch frei entscheiden können, wie lange sie sich im Zimmer des Verstorbenen aufhalten wollen. Wenn außerhalb des Zimmers z. B. Saft und Kekse für die Kinder bereitgestellt werden, dann haben sie die Möglichkeit, ganz nach ihrem Bedürfnis beim Verstorbenen zu bleiben, aber auch die Legitimation, den Raum jederzeit wieder zu verlassen.

Gestaltung des Raumes

Im Idealfall findet das Abschiednehmen in dem Raum statt, in dem der Verstorbene die letzten Tage verbracht hat, da alle Beteiligten zu diesem Raum einen Bezug haben.

Das Zimmer soll einen aufgeräumten und ordentlichen Eindruck machen. Decken und alle Positionierungshilfen sowie andere medizinische Geräte wie Absaug- oder Sauerstoffgerät werden entfernt. Die Verstorbenen werden mit einem Leintuch bis zur Brust zugedeckt. Die Heizung soll abgedreht und eventuell ein Fenster geöffnet werden.

Persönliche Gegenstände wie Bilder, Blumen, Kerzen (als Symbol eines Lebens nach dem Tod) und religiöse Gegenstände können für den persönlichen Rahmen sorgen.

Ist es aus verschiedenen Gründen nicht möglich, im Patientenzimmer der Institution Abschied zu nehmen, muss auf spezielle Aufbahrungsräumlichkeiten oder auf einen Raum der Station zurückgegriffen werden, der „zweckentfremdet" wird.

Es erscheint jedoch wichtig, dies vorher mit den Angehörigen zu besprechen, damit für sie nicht der Eindruck entsteht, der Verstorbene werde in eine „Kammer abgeschoben". Weiters ist darauf zu achten, dass dieses Zimmer in dieser Zeit nicht von anderen Personen betreten wird; es empfiehlt sich daher, ein Türschild anzubringen.

Die Gestaltung des Raumes soll so gut wie möglich dem Anlass gerecht werden:

- Der Raum soll gut gelüftet sein, eventuell können Aromaöle eingesetzt werden;
- alle medizinischen Gerätschaften wie Infusionsständer, Nierentassen etc. sollen entfernt werden;
- frische Blumen und, wenn möglich, auch eine Kerze am Nachttisch schaffen einen würdigen Rahmen;
- ausreichend Sitzgelegenheiten, Getränke und Taschentücher sollten bereitgestellt werden.

Den Angehörigen muss so viel Zeit und Raum für ihren Abschied von dem Verstorbenen geboten werden, wie sie brauchen. Pflegepersonen sollten die Angehörigen dabei entsprechend begleiten und ihnen die erforderliche Unterstützung bieten. Es kann auch wichtig sein, dass Angehörigen die Möglichkeit geboten wird, eine gewisse Zeit alleine mit dem Verstorbenen zu verbringen. Es wird von den trauernden Angehörigen aber als hilfreich wahrgenommen, wenn sich die Pflegeperson wiederholt erkundigt, ob sie Unterstützung benötigen.

Wenn ein Abschied nicht möglich ist

Die Bedeutung eines individuellen Abschiednehmens für den nachfolgenden Trauerprozess kann nicht hoch genug eingeschätzt werden.

Angehörige berichten häufig davon, wie tief sich die Situation des Abschieds in ihre Erinnerung eingeprägt hat. Konnte der Abschied vom Verstorbenen auf eine persönliche Weise gestaltet werden, erweist sich das in der Trauer vielfach als tröstlich und tragend. Der Abschied ist aber auch eine sinnliche Erfahrung, die Verstorbene noch einmal sehen, berühren und umarmen zu können, um den Tod im wörtlichen Sinne zu begreifen, kann eine wichtige Voraussetzung für einen heilsamen Trauerprozess sein.

Durch die Einschränkungen während der Zeit der COVID-19-Pandemie blieb dieser Abschied vielen Angehörigen verwehrt. In vielen Fällen durften sie die Sterbenden nicht mehr besuchen und es gab keine persönlichen Kontakte mehr, bis die Nachricht vom Tod der Patientin übermittelt wurde. Die berührenden Schilderungen von Krankenpflegepersonen, die versuchten, den Abschied der Angehörigen von ihren Sterbenden wenigstens mittels Smartphone oder Tablet zu ermöglichen, werden in Erinnerung bleiben. Bleiben wird auch die Lücke, die bei Angehörigen durch den fehlenden Abschied entstanden ist, ein Abschied, der nie nachgeholt werden kann. Viele von ihnen werden eine erschwerte Trauer erleben. Norbert Elias beschrieb „die Einsamkeit der Sterbenden in unseren Tagen" (Elias, 1982), durch die globalen Erfahrungen während der Pandemie zeigt sich aber auch die Einsamkeit der Trauernden. Beim Sterben eines nahestehenden Menschen sind die Familien und Bezugspersonen sonst füreinander da, sie weinen gemeinsam, nehmen sich in den Arm und unterstützen sich gegenseitig. Aufgrund der Schutzmaßnahmen und Kontakteinschränkungen während einer Pandemie wie bei den COVID-19-Infektionen ist das nicht möglich. Auch Bestattungen konnten, wenn überhaupt, nur in sehr kleinem Rahmen stattfinden und für viele Angehörige war daher selbst diese Form der Verabschiedung nicht möglich.

Für die professionell Betreuenden ergibt sich daraus eine besondere Verantwortung. Wenn der physische Kontakt zwischen den Sterbenden und ihren Angehörigen nicht möglich ist, dann sind regelmäßige telefonische Berichte für die besorgten Angehörigen von größter Wichtigkeit. Wenn irgendwie möglich, sollten Pflegefachpersonen Informationen über das Befinden der Patient*innen proaktiv bieten, also nicht erst dann, wenn Angehörige danach fragen.

Ist die Patientin verstorben, sollte den Angehörigen mitgeteilt werden, wer vom Team dabei anwesend war, verbunden mit dem Angebot eines Gesprächs mit dieser Pflegeperson, wenn Angehörige das Bedürfnis haben, Näheres über die Sterbesituation zu erfahren.

Es empfiehlt sich, ein Foto der Verstorbenen zu machen und in der Patientenakte abzulegen, damit es den Angehörigen zur Verfügung steht, falls sie es zu einem späteren Zeitpunkt haben möchten, siehe auch Abschnitt „Pflege des Verstorbenen und Abschied" (S. 201). Auch bei manchen Bestatter*innen zählt ein Foto der aufgebahrten Verstorbenen zum Angebot. Um sicherzugehen, dass nichts Unwiederbringliches versäumt wird, ist eine Absprache mit dem Bestattungsinstitut ratsam.

Wenn keine Möglichkeit für einen persönlichen Abschied besteht, können – nach Absprache mit den Angehörigen – sehr persönliche Andenken, wie etwa eine Haarlocke der Verstorbenen oder ein Handabdruck, unschätzbar wertvoll sein. Im Falle einer Infektion des Verstorbenen, z. B. durch COVID-19, sollte diese Erinnerung aber in einem verschlossenen Plastiksäckchen übergeben und erst nach einigen Tagen geöffnet werden.

Als hilfreich hat sich auch das Angebot einer konkreten Ansprechperson aus dem Pflegeteam erwiesen, an die sich Angehörige wenden können, falls zu einem späteren Zeitpunkt Fragen auftauchen. Auch Hinweise auf Unterstützung bei erschwerter Trauer und konkrete Kontaktdaten sollten den Angehörigen ausgehändigt werden.

Der Abschied nach dem Tod eines geliebten Menschen gehört zu den belastendsten Erfahrungen im Leben, zugleich aber auch zu den wichtigsten. Ist dieses Abschiednehmen, wie in Zeiten einer Pandemie, nicht möglich, zeigt sich der Wert eines persönlichen, individuell gestalteten Abschiedes in besonderer Weise. Im Wissen, dass dieser Abschied nie adäquat nachgeholt werden kann, bemühen sich Pflegende mit großem Einfühlungsvermögen und Kreativität, auch in Krisenzeiten wie einer Pandemie, den Bedürfnissen der Angehörigen zu entsprechen. Pflegepersonen haben eine wichtige Brückenfunktion, sie sind es, die auch bei unfreiwilliger räumlicher Distanz und einem erschwerten Abschied die Verbindung zwischen den Sterbenden und ihren Angehörigen aufrechterhalten.

Schlusswort

Eine schwere Erkrankung und das Sterben eines Menschen betreffen nicht nur ihn selbst, sondern ebenso seine engen Vertrauten. Sie erleben den Prozess mit, er macht sie ebenso traurig, verzweifelt, leidend, hadernd und ängstlich. Sie sehen sich mit zahlreichen belastenden und vielleicht auch bisher unbekannten Herausforderungen konfrontiert.

Pflegerische und sozialarbeiterische Unterstützung kann wesentlich dazu beitragen, diese Belastungen zu bewältigen. Daher ist eine enge, interprofessionelle Zusammenarbeit der verschiedenen beteiligten Professionen ein wichtiges Element palliativer Betreuung.

Während unmittelbar sterbende Menschen zunehmend weniger pflegerische Betreuung brauchen, bedürfen ihre An- und Zugehörigen in dieser Zeit deutlich mehr Aufmerksamkeit und Zuwendung. Sie brauchen Erklärungen, auf Wunsch auch ein Miteinbezogenwerden in die Pflege und Beistand in dieser für sie oft extrem belastenden Zeit. „Und zugleich kann sich das, was sich in den letzten Lebensstunden des sterbenden Menschen ereignet, entweder als belastendes und oft schwer zu überwindendes Trauma manifestieren oder sich als heilende Quelle für den anschließenden Trauerprozess erschließen" (Knipping, 2007, S. 466).

Die letzte gemeinsame Zeit mit der sterbenden Patientin stellt eine besonders kostbare Zeit dar und es gehört zu den Aufgaben der Pflege, die Angehörigen darin zu unterstützen, dass sie diese verbleibende Zeit entsprechend nutzen und den Abschied individuell gestalten können.

Für die professionelle Pflege ergeben sich daraus auch der klare Auftrag und die Verantwortung, bei der Betreuung eines Menschen am

Lebensende die Angehörigen miteinzubeziehen, sie bestmöglich zu unterstützen und auf ihre individuellen Bedürfnisse einzugehen.

Pflegende Angehörige leisten einen wertvollen Beitrag, dessen Bedeutung für die Patient*innen, aber auch auch für das ganze Gesundheitssystem entsprechend anerkannt und geschätzt werden muss.

Wenn pflegende Angehörige eine bedarfsgerechte Unterstützung und Begleitung erfahren, kann die häusliche Pflege eines schwerkranken, sterbenden Angehörigen zu einer zutiefst bereichernden Erfahrung für die gesamte Familie bzw. für das gesamte soziale System werden.

> *„... bedenkt, den eigenen Tod, den stirbt man nur,*
> *doch mit dem Tod des anderen muß man leben."*
>
> (Mascha Kalénko, aus: Verse für Zeitgenossen, 1974)

Literaturverzeichnis

Adelman, R. D., Lyubov, L., Tmanova, D. D., Dion, S., Lachs, M. S. (2014): Caregiver Burden: A Clinical Review. Journal of the American Medical Association; 311 (10): 1052.

Aitken, A. M. (2012): Gemeindenahe Palliative Care. Die Rolle der Pflegeexpertin in der ambulanten Palliative Care. Bern: Huber.

Arrer, E., Fringer, A. (2019): Einsamkeit und Beziehung in der häuslichen Pflege. Angewandte Gerontologie; 4: 25–7.

Arksey, H. (2002): Combining informal care and work: supporting carers in the workplace. Health and Social Care in the Community. 10 (3): 151–61.

Auzinger, M. (2009): Physische und psychische Belastungen pflegender Angehöriger im Bezirk Braunau am Inn. Magisterarbeit der Pflegewissenschaft an der UMIT, Hall in Tirol.

Axelsson, B., Sjoden, P. O. (1998): Quality of life of cancer patients and their spouses in palliative home care. Palliative Medicine, 12, 29–39.

Bachner, Y. G., O'Rourke, N. (2007): Reliability generalization of responses by care providers to the Zarit Burden Interview, Aging & Mental Health, 11(6), 678-685. doi: 10.1080/13607860701529965.

Bamidele, O., Lagan, B. M., McGarvey, H., Wittmann, D., McCaughan, E. (2019): "... It might not have occurred to my husband that this woman, his wife who is taking care of him has some emotional needs as well ...": The unheard voices of partners of Black African and Black Caribbean men with prostate cancer. Supportive Care in Cancer, 27(3), 1089–1097. https://doi.org/10.1007/s00520-018-4398-4

Baumgartner M., Hafner, M. (2017): Definition in Leitlinie Delir, Savaskan E., Hasemann, W. (Hrsg.), Bern, Hogrefe.

Bausewein, C. (2005): Sterbende begleiten. Würzburg: Echter.

Bee, P. B., Barnes, P., Luker, K. A. (2008): A systematic review of informal caregivers' needs in providing home-based end of life care to people with cancer. Journal of Clinical Nursing, 10, Vol. 18, 1379–393.

Belardi, N. (2019): Genogramm. In: Kreft, D., Müller, C. W. (Hrsg.): Methodenlehre in der Sozialen Arbeit. Konzepte, Methoden, Verfahren, Techniken. 3. Auflage. München: Ernst Reinhardt, GmbH & Co KG Verlag.

Beushausen, J. (2012): Genogramm- und Netzwerkanalyse. Göttingen: Vandenhoeck & Ruprecht.

Bijnsdorp, FM, van der Beek, A. J., Pasman, H. R. W., Boot, C. R. L, de Boer, A. H., Plaisier, I. et al. (2019): Home care for terminally ill patients: the experiences of family caregivers with and without paid work. BMJ Support Palliat Care; 0: 1–10.

Bitschnau, K., Heimerl, K. (2013): Ums Leben kämpfen und trotzdem genießen – die Perspektive von Patienten und Angehörigen auf der Palliativstation. Zeitschrift für Palliativmedizin, 14, 268–75.

Böllert, K. (2012): Von der sozialdisziplinierenden Intervention zur partizipativen Dienstleistung. In: Thole, W. (Hrsg.): Grundriss Soziale Arbeit. Ein einführendes Handbuch. Wiesbaden: VS Verlag für Sozialwissenschaften, Springer Verlag. 4. Auflage. S. 625–634.

Bohnet-Joschko, S., (Hrsg.) (2020): Zielgruppenspezifische Unterstützungsangebote für pflegende Angehörige. Bericht. Witten.

Bold, S., Deußen, M. (2013): Vereinbarkeit von Beruf und Pflege. (Praxisorientierte Personal- und Organisationsforschung). München: Hampp.

Bowlby, J. (1973): Attachment and loss. Vol. 2: Separation. New York: Basic Books.

Bowlby, J. (2010): Bindung als sichere Basis: Grundlagen und Anwendung der Bindungstheorie. 2. Auflage. München: Reinhardt.

Bozzaro, C. (2015): Der Leidensbegriff im medizinischen Kontext: Ein Problemaufriss am Beispiel der tiefen palliativen Sedierung am Lebensende. Ethik Med. Jun; 27(2): 93–106.

Brandstätter, M. (2014): Angehörige. In: Wasner, M., Pankofer, S. (Hrsg.): Soziale Arbeit in Palliative Care. Kohlhammer: Stuttgart, 68–75.

Brandstätter, M., Fischinger, E. (2012): Angehörige in der Palliativversorgung: Erwachsene, Kinder und Jugendliche. In: Fegg, M., Gramm, J., Pestinger, M. (Hrsg.): Psychologie und Palliative Care (= Münchner Reihe Palliative Care, Band 10). Stuttgart: Kohlhammer.

Brathuhn, S., Mohr, C. (2013): Qualitätskriterien. Was wünschen sich krebskranke Menschen vom palliativen Versorgungssystem? Zeitschrift für Palliativmedizin, 14, 142–44. Brisch, K. H. (2012): Die Wiege der Sicherheit. In: Gaschler, K., Buchheim, A. (Hrsg.): Kinder brauchen Nähe. Stuttgart: Schattauer, und Heidelberg: Spektrum der Wissenschaft, 43 f.

Brobäck, G., Berterö, C. (2003): How next of kin experience palliative care of relatives at home. European Journal of Cancer Care; 12 (4): 339–46.

Brütting, S. (2011): Was macht der Krebs mit uns? Kindern die Krankheit ihrer Eltern erklären. Köln: Balance.

Bubholz-Lutz, E. (2011): Pflegende Angehörige und ihre Bedarfslagen. Vortrag im Landtag am 18. April 2011. https://www.pflegebegleiter.de/wp-content/uploads/2011/05/Pflegende-Angeh%C3%B6rige-Bubolz_Lutz.pdf Abgerufen am 15.08.2023.

Bundesministerium für Arbeit, Soziales, Gesundheit und Konsumentenschutz (2022): Österreichischer Pflegevorsorgebericht 2021. Wien.

Cacioppo, J. T., Cacioppo, S. (2018). The growing problem of loneliness. The Lancet, 391(10119), 426.

Chistell, F., Stängle, S., Fringer, A. (2023). "Loneliness is a monotonous thing": Descriptive qualitative research on the loneliness of caring relatives. BMC Nursing, 22(1), 161. https://doi.org/10.1186/s12912-023-01327-4.

Davies, B. (2001): Supporting Families in Palliative Care. Textbook of Palliative Nursing. Oxford: Oxford University Press.

Decety, J., Jackson, P. L. (2004): The Functional Architecture of Human Empathy. Behav Cogn Neurosci Rev. Jun; 3(2): 71–100.

Dewe, B., Ferchhoff, W., Scherr, A., Stüwe, G. (1993): Professionelles soziales Handeln. Soziale Arbeit im Spannungsfeld zwischen Theorie und Praxis. Weinheim, München: Juventa.

Dietrich, L. (2006): Angehörige von schwerkranken Menschen, 2, 4–6.

Docherty, A., Owens, A., Asadi-Lari, M., Petchey, R., Williams, J., Carter, Y. H. (2008): Knowledge and information needs of informal caregivers in palliative care: a qualitative systematic review. Palliative Medicine, 2, Vol. 22, 153–71.

Dreßke, S. (2005): Sterben im Hospiz. Der Alltag in einer alternativen Pflegeeinrichtung. Frankfurt/Main: Campus.

Duggleby, W. D., Penz, K. L., Goodridge, M. D., Leipert, B. D., Berry, P. H., Keal, S. R., Justice, C. (2010): The transition experience of rural older persons with advanced cancer and their families: a grounded theory study, BMC Palliative Care, 9, 5.

Ehlers, C., Müller, M., Schuster, F. (2017): Stärkenorientiertes Case Management. Komplexe Fälle in fünf Schritten bearbeiten. Berlin & Toronto: Barbara Budrich, Opladen Verlag.

Ehrhardt, A. (2013): Methoden der Sozialen Arbeit. 2. Auflage. Schwalbach/Ts: Wochenschau Verlag, Dr. Kurt Debus Verlag.

Elias, N. (1982): Über die Einsamkeit der Sterbenden in unseren Tagen. Frankfurt am Main: Suhrkamp.

Ewing, G., Austin, L., Grande, G. (2015): The role of the Carer Support Needs Assessment Tool in palliative home care: A qualitative study of practitioners' perspectives of its impact and mechanisms of action. Palliative medicine, 4, Vol. 30, 392–400.

Eychmüller, S. (Hrsg.) (2020): Palliativmedizin Essentials: Das 1×1 der Palliative Care. 2. Auflage. Bern: Hogrefe Verlag.

Exley, C., Allen, D. A. (2007): Critical examination of home care: Social Science & Medicine, 65 (11), 2317–327.

Fenwick, P., Brayne, S. (2011): End-of-life experiences: reaching out for compassion, communication, and connection meaning of deathbed visions and coincidences. American Journal of Hospice & Palliative Medicine, 28 (1), 7–15.

Fischer, B. (2014): Zentrale Aufgaben der Sozialen Arbeit. In: Wasner, M., Pankofer, S. (Hrsg.): Soziale Arbeit in Palliative Care. Ein Handbuch für Studium und Praxis. Stuttgart: W. Kohlhammer GmbH Verlag. S. 116–134.

Frahnow, B. (2013): Soziale Arbeit am Lebensende als wichtiger Bestandteil würdevoller Sterbegegleitung im Sinne von Palliative Care. In: Jost, A. (Hrsg.): Gesundheit und Soziale Arbeit. Ein Lehrbuch mit Beispielen aus allen Lebensphasen. Stuttgart: Kohlhammer Verlag. S. 173–191.

Frewer-Graumann, S. (2014): Zwischen Fremdfürsorge und Selbstfürsorge. Familiale Unterstützungsarrangements von Menschen mit Demenz und ihren Angehörigen. Wiesbaden: Springer Verlag.

Fridriksdottir, N., Sigurdarsdottir, V., Gunnarsdottir, S. (2006): Important needs of families in acute and Palliative Care settings assessed with the Family Inventory of Needs. Palliative Medicine, 20, 425–32.

Friedemann, M. L., Köhlen, Ch. (2010): Familien- und umweltbezogene Pflege. Bern: Huber.

Funk, L., Stajduhar, K., Toye, C., Aoun, S., Grande, G., Todd, C. (2010): Part 2: Home-based family caregiving at the end of life: a comprehensive review of published qualitative research (1998–2008). Palliative Medicine, 24 (6), 594–607.

Gallicchio, L., Siddiqi, N., Langenberg, P., Baumgarten, M. (2002): Gender differences in burden and depression among informal caregivers of demented elders in the community. International Journal of Geriatric Psychiatry, 17 (2), 154–63.

Galuske, M. (2013): Methoden der sozialen Arbeit. Weinheim, Basel: Beltz Juventa.
Gasper-Paetz, A. (2013): Angehörige in der Pflege – Die besondere Rolle der Zugehörigen in der Palliativversorgung. Zeitschrift für Palliativmedizin, 14, 252–55.

George, U., George, W. (2003): Angehörigenintegration in der Pflege. München: Reinhardt.

George, W. (2005): Evidenzbasierte Angehörigenintegration. Österreichische Pflegezeitschrift, 5, 24.

George, W., George, U., Bilgin, Y. (2003): Angehörigenintegration in der Pflege. München: Reinhardt.

Gomes, B., Higginson, I. J. (2006): Factors influencing death at home in terminally ill patients with cancer: systematic review. British Medical Journal; 332 (7540), 515–21. https://doi.org/10.1136/bmj.38740.614954.55

Götze, H., Brähler, E., Gansera, L., Schnabel, A., Köhler, N. (2014): Erschöpfung und Überlastung pflegender Angehöriger von Krebspatienten in der palliativen Situation. PPmP – Psychotherapie Psychosomatik Medizinische Psychologie, 65 (02), 66–72.

Graessel, E., Berth, H., Lichte, T., Grau, H. (2014): Subjective caregiver burden: Validity of the 10-item short version of the Burden Scale for Family Caregivers BSFC-s. BMC Geriatrics, 14(1), 23. https://doi.org/10.1186/1471-2318-14-23.

Gratão, A. C. M., Brigola, A. G., Ottaviani, A. C., Luchesi, B. M., Souza, É. N., Rossetti, E. S., Oliveira, N. A. D., Terassi, M., Pavarini, S. C. I. (2019): Brief version of Zarit Burden Interview (ZBI) for burden assessment in older caregivers. Dementia & Neuropsychologia, 13(1), 122–129. https://doi.org/10.1590/1980-57642018dn13-010015.

Gray, T., Azizoddin, D. R., Nersesian, P. V. (2019): Loneliness among cancer caregivers: a narrative review. Palliat Supportive Care. https://doi.org/10.1017/S1478951519000804.

Grond, E. (2009): Palliativpflege bei Menschen mit Demenz. Empathisch handeln – wertschätzend begleiten – kreativ pflegen. Hannover: Schlütersche.

Gröning, K. (2015a): Pflege als familiale Entwicklungsaufgabe. In: Gröning, K., Sander, B., v. Kamen, R. (Hrsg.): Familiensensibles Entlassungsmanagement. Frankfurt/Main: Mabuse.

Gröning, K. (2015b): Beratung als zentraler Bestandteil der Sicherstellung von häuslicher Versorgung und das Problem der nicht sichergestellten Pflege. In: Gröning, K., Sander, B., von Kamen, R. (Hg.): Familiensensibles Entlassungsmanagement. Frankfurt/Main: Mabuse, 214–30.

Gröning, K., Kunstmann, A.-C., Rensing, E. (2004): In guten wie in schlechten Tagen: Konfliktfelder in der häuslichen Pflege. Frankfurt am Main: Mabuse.

Gröning, K., Sander, B., v. Kamen, R. (Hrsg.) (2015): Familiensensibles Entlassungsmanagement. Frankfurt/Main: Mabuse.

Hamano, J., Morita, T., Mori, M., Igarashi, N., Shima, Y., Miyashita, M. (2018): Prevalence and predictors of conflict in the families of patients with advanced cancer: A nationwide survey of bereaved family members. Psycho-Oncology, 27(1),302–308. https://doi.org/10.1002/pon.4508.

Hansjürgens, R. (2022): Ein Fall für Soziale Arbeit. Handlungstheoretische Überlegungen zu einer sozialarbeiterischen Fallkonstruktion. Soziale Arbeit, Zeitschrift für soziale und sozialverwandte Gebiete, 2022 (5); Baden-Baden: Nomos Verlagsgesellschaft mbH & Co. KG.

Hauken, M. A., Larsen, T. M. B. (2019): Young adult cancer patients' experiences of private social network support during cancer treatment. Journal of Clinical Nursing, 28(15–16),2953–2965. https://doi.org/10.1111/jocn.14899.

Hefel, J. (2019): Verlust, Sterben und Tod über die Lebensspanne. Kernthemen Sozialer Arbeit am Beispiel österreichischer Fachhochschulen. Berlin, Toronto: Budrich Unipress, Opladen.

Hofstetter, S. (2016): Das Unsichtbare sichtbar machen. Pflegende Angehörige und der diakonische Auftrag der Kirchen. Zürich: Theologischer Verlag Zürich.

Hloucal, T.-M., Petersen, Y., Frick, E., Buchheim, A., Bettenbrock, B. (2012): Bindungstheorie in der Palliativmedizin – Auswirkungen standardisierter Bindungsdiagnostik mit dem Adult Attachment Picture System auf die psychische Befindlichkeit der Patienten. Palliativmedizin, 13.

Honea, N. J., Brintnall, R., Given, B., Sherwood, P., Colao, D. B., Somers, S. C., & Northouse, L. L. (2008): Putting Evidence Into Practice®: Nursing Assessment and Interventions to Reduce Family Caregiver Strain and Burden. Clinical Journal of Oncology Nursing, 12(3), 507–516. https://doi.org/10.1188/08.CJON.507-516

Hudson P. L., Thomas, K., Trauer, T. et al. (2011): Psychological and social profile of family caregivers on commencement of palliative care. Journal of Pain and Symptom Management, 4, 522–34.

Hudson, P., Payne, S. (2011): Family caregivers and palliative care: current status and agenda for the future. Journal of Palliative Medicine, 14 (7), 864–869.

Hudson, J., Reblin, M., Clayton, M. F., Ellington, L. (2019): Addressing cancer patient and caregiver role transitions during home hospice nursing care. Palliative & Supportive Care,17(5), 523–530. https://doi.org/10.1017/S1478951518000214.

Jensen, S., G., B. (1993): Fatigue affecting family caregivers of cancer patients. Support Care Cancer, 1 (6), 321–25.

Kähler, H. D., Gregusch, P. (2015): Erstgespräche in der fallbezogenen Sozialen Arbeit. Freiburg i. B.: Lambertus.

Kalchhauser, G. (2014): „Weil es dich gibt." Begegnung mit pflegenden Angehörigen. Horn, Wien: Berger.

Kerkovius, T. (2017): Angehörigenarbeit. In: Gronemeyer, R., Jurk, Ch. (Hg.): Entprofessionalisieren wir uns! Ein kritisches Wörterbuch über die Sprache in Pflege und sozialer Arbeit. Bielefeld: Transcript Verlag.

Kesselring, A., Panchaud, C. (1999): Gesellschaft und Pflege. Schweizer Berufsverband der Krankenschwestern und Krankenpfleger. Bern: SBK–ASI.

Kiepke-Ziemes, S., Wasner, M. (2022): Soziale Arbeit in der Palliativversorgung. Zeitschrift für Palliativmedizin 2022; 23. Stuttgart: Thieme Verlag KG. S. 259–270.

Klug Redmann, B. (2009): Patientenedukation. Kurzlehrbuch für Pflege- und Gesundheitsberufe. Bern: Huber.

Knighting, K., O'Brien, M. R., Roe, B., Gandy, R., Lloyd-Williams, M., Nolan, M., Jack, B. (2015): Development of the Carers' Alert Thermometer (CAT) to identify family carers struggling with caring for someone dying at home: a mixed method consensus study. Biomedcentral Palliative Care, 14, 22.

Knipping, C. (Hrsg.) (2007): Lehrbuch Palliative Care. Bern: Huber.

Kränzle, S. (2018): Qualität in der Palliative Care. In: Kränzle, S., Schmid, U., Seeger, Ch. (Hrsg.): Palliative Care. Praxis, Weiterbildung, Studium. 6. Auflage. Berlin: Springer Verlag. S. 161–164.

Krebsliga Schweiz (2012): „Krebs trifft auch die Nächsten". Bern: Eigenverlag.

Kreyer, C., Pleschberger, S. (2014): Selbstmanagementstrategien von Familien in der Palliative Care zu Hause – eine Metasynthese. Pflege, 27(5), 307–24.

Kreyer, C., Pleschberger. S. (2018): KOMMA – ein nutzerorientierter Ansatz zur Unterstützung von Angehörigen in der häuslichen Hospiz- und Palliativversorgung. Zeitschrift für Palliativmedizin, 19 (06), 299–304.

Kreyer, C., Strauß-Mair, M. (2021): Angehörigenarbeit aus der Perspektive von Pflegepersonen mobiler Palliativteams – eine qualitative Studie. Zeitschrift für Palliativmedizin, 22(02), 93–101. https://doi.org/10.1055/a-1347-3172.

Kristjanson, L. J. (2004): The impact of cancer on the family. In: Porock, D., Palmer, D.: Cancer of the gastrointestinal tract. A handbook for nurse practitioners. London: Whurr, 51–68. Kruithof, W. J., Post, M. W., Visser-Meily, J. M. (2015): Measuring negative and positive caregiving experiences: a psychometric analysis of the Caregiver Strain Index Expanded. Clinical Rehabilitation, 29 (12), 1224–33.

Kristjanson, L. J., & Aoun, S. (2004). Palliative Care for Families: Remembering the Hidden Patients. The Canadian Journal of Psychiatry, 49(6), 359–365. https://doi.org/10.1177/070674370404900604

Kruithof, W. J., Post, M. W., Visser-Meily, J. M. (2015): Measuring negative and positive caregiving experiences: A psychometric analysis of the Caregiver Strain Index Expanded. Clinical Rehabilitation, 29(12), 1224–1233. https://doi.org/10.1177/0269215515570378.

Kühling, L., Richter, K. (2009): Genogramme in der Sozialen Arbeit. In: Michel-Schwartze, B. (Hrsg.): Methodenbuch Soziale Arbeit. Basiswissen für die Praxis. 2. Auflage. Wiesbaden: VS Verlag für Sozialwissenschaften, GWV Fachverlage GmbH. S. 227–256.

Kulbe, A. (2008): Sterbebegleitung. Hilfen zur Pflege Sterbender. München: Urban & Fischer. Kunstmann, A.-C. (2010): Familiale Verbundenheit und Gerechtigkeit: Fehlende Perspektiven auf die Pflege von Angehörigen – eine Diskursanalyse. Wiesbaden: VS Verlag für Sozialwissenschaften.

Langehennig, M., Betz, D., Dosch, E. (2012): Männer in der Angehörigenpflege. Weinheim: Beltz Juventa.

Langewitz, W., Löber-Kraemer, B., Karger, A., Scherbaum, N., Haefeli, W. E., Schormann, M. et al. (2015): Kommunikation im medizinischen Alltag – Ein Leitfaden für die Praxis. Ärztekammer Nordrhein.

Lazar, R. A. (1993): „Container – Contained" und die helfende Beziehung. In: Ermann, M. (Hrsg.): Die hilfreiche Beziehung in der Psychoanalyse. Göttingen: Vandenhoeck & Ruprecht, 68–91.

Lehmann, D. (2013): Case Management bei einem Träger der ambulanten Pflege und Eingliederungshilfe – vom Spannungsfeld zum Brückenschlag zwischen zwei Professionen. In: Ehlers, C., Broer, W. (Hrsg.): Case Management in der Sozialen Arbeit. Opladen, Berlin, Toronto: Barbara Budrich Verlag.

Linderholm, M., Friedrichsen, M. A. (2010): A desire to be seen: family caregivers' experiences of their caring role in palliative home care. Cancer Nursing, 33 (1), 28–36. Loetz, C., Müller J. J. (2016): Den Abschied vom Leben verstehen. In: Frick, E., Vogel, R. T. (Hrsg.): Psychoanalyse und Palliative Care. W. Kohlhammer, 131–50.

Lothrop, H. (2008): Gute Hoffnung – jähes Ende. Fehlgeburt, Totgeburt und Verluste in der frühen Lebenszeit. Begleitung und neue Hoffnung für Eltern. München: Kösel. Luijkx, K., Schols, J. (2009): Volunteers in Palliative Care make a difference. Journal of Palliative Care, 25, 30–39.

Lutz, R. (2011): Das Mandat der Sozialen Arbeit. Wiesbaden: VS Verlag für Sozialwissenschaften.

Mauer, M. C., Petersen, Y., Loetz, C., Frick, E. (2014): Trennungsunsicherheit am Lebensende – spirituelle und bindungstheoretische Perspektiven. Zeitschrift für Palliativmedizin, 15, 70–77.

Mantovan, F., Ausserhofer, D., Huber, M., Schulc, E., Them, C. (2010): „Interventionen und deren Effekte auf pflegende Angehörige von Menschen mit Demenz – Eine systematische Literaturübersicht", Pflege, vol. 23, no. 4, S. 223–239.

Meinhold, M. (2012): Über Einzelfallhilfe und Case Management. In: Werner Thole (Hrsg.): Grundriss Soziale Arbeit. 4. Auflage. Wiesbaden: VS Verlag für Sozialwissenschaften. S. 635–648.

Meuret, G. (2008): Palliative Home Care Tumorkranker. Ein Kompendium für Ärzte, Pflegekräfte und Angehörige. München: Kohlhammer.

Mikulincer, M., Gillath, O., & Shaver, P. R. (2002): Activation of the attachment system in adulthood: Threat-related primes increase the accessibility of mental representations of attachment figures. Journal of Personality and Social Psychology, 83(4), 881–895. https://doi.org/10.1037/0022-3514.83.4.881

Milberg, A., Wahlberg, R., Jakobsson, M. et al. (2012): What is a 'secure base' when death is approaching? A study applying attachment theory to adult patients' and family member's experiences of palliative home care. Psychooncology, 21 (8), 886–95.

Müller, J. J., Grossmann, K., & Grossmann, K. E. (2018): Bindung am Lebensende: Eine Untersuchung zum Bindungserleben von PalliativpatientInnen und HospizbewohnerInnen (Originalausgabe). Psychosozial-Verlag.

Nagl-Cupal, M., Kolland, F., Zartler, U., Mayer, H., Bittner, M., Koller, M., Parisot, V., Stöhr, D., Bundesministerium für Arbeit, Soziales, Gesundheit und Konsumentenschutz (Hrsg.) (2018): Angehörigenpflege in Österreich. Einsicht in die Situation pflegender Angehöriger und in die Entwicklung informeller Pflegenetzwerke. Universität Wien.

Nanni, M. G., Biancosino, B., & Grassi, L. (20149: Pre-loss symptoms related to risk of complicated grief in caregivers of terminally ill cancer patients. Journal of Affective Disorders, 160, 87–91. https://doi.org/10.1016/j.jad.2013.12.023

Nau, H. (2014): Soziale Arbeit im Krankenhaus und Palliative Care. In: Kränzle, S., Schmid, U., Seeger, Ch. (Hrsg.): Palliative Care. Handbuch für Pflege und Begleitung. Berlin, Heidelberg: Springer Verlag. 5. Auflage. S. 64–72.

Nelson Bialon, L., Cole, S. (2012): A Study of Caregiver Burden: Stressors, Challenges and Possible Solutions. American Journal of Hospice and Palliative Medicine, 29, 210–18.

Neuffer, M. (2013): Case Management: Soziale Arbeit mit Einzelnen und Familien. Weinheim und Basel: Beltz Juventa Verlag.

Nielsen, M. K., Neergaard, M. A., Jensen, A. B., Bro, F., Guldin, M. B. (2016): Psychological distress, health, and socio-economic factors in caregivers of terminally ill patients: a nationwide population-based cohort study. Supportive Care in Cancer, 24(7), 3057–67.

Nielsen, M. K., Neergaard, M. A., Jensen, A. B., Bro, F., Guldin, M. B. (2017): Do we need to change our understanding of anticipatory grief in caregivers? A systematic review of caregiver studies during end-of-life caregiving and bereavement. Clinical Psychology Review, 44, 75–93.

Ningel, R. (2011): Methoden der Klinischen Sozialarbeit. Bern, Stuttgart, Wien: Hauptverlag.

ÖBIG (2005): Bundesministerium für soziale Sicherheit, Generationen und Konsumentenschutz: Situation pflegender Angehöriger. Endbericht. Wien.

Onega, L. (2013): The Modified Caregiver Strain Index (MCSI). Try This. Best Practices in Nursing Care to Older Adults, 14.

Öhlinger, R., Schneider, R., Dorfmeister, G. (2010): Demenzgerechte Pflege und Betreuung. Pflege und Betreuung, Kommunikation und Lebensraumgestaltung. Wien: NWV Verlag.

Österreichischer Berufsverband der Sozialen Arbeit – obds (2022): Soziale Arbeit in Österreich – Identifikationsrahmen für Sozialpädagogik und Sozialarbeit.

Wien: Eigenveröffentlichung. https://obds.at/wp-content/uploads/2022/09/Identifikationsrahmen-fuer-Sozialpaedagogik-und-Sozialarbeit_final_Langfassung-1.pdf Abgerufen am 01.08.2023.

Österreichische Palliativgesellschaft, Arbeitsgruppe Palliativsozialarbeit (2018): Soziale Arbeit in Hospiz und Palliative Care. Standards, Kompetenz- und Tätigkeitsprofil. Wien: Österreichische Palliativgesellschaft. https://www.palliativ.at/die-opg/arbeitsgruppen/palliativsozialarbeit/standards-kompetenz-und-taetigkeitsprofil Abgerufen am 10.08.2023.

Pantucek-Eisenbacher (2019): Soziale Diagnostik. Verfahren für die Praxis Sozialer Arbeit. Göttingen: Vandenhoeck & Ruprecht GmbH & Co. KG.

Park, C. L., Folkman, S. (1997): Meaning in the context of stress and coping. Review of General Psychology, 1 (2), 115–44.

Payne, S., Grande, G. (2013): Towards better support for family carers: A richer understanding. Palliative Medicine, 27(7), 579–80.

Penrod, J., Hupcey, J. E., Shipley, P. Z., Loeb, S. J., Baney, B. (2012): A Model of Caregiving Through the End of Life: Seeking Normal. Western Journal of Nursing Research, 34 (2), 174–93.

Pettifer, A., Hughes, S. (2023): The experiences of family members witnessing the diminishing drinking of a dying relative in hospital: A narrative inquiry. Palliative Medicine, 37(5), 782–792. https://doi.org/10.1177/02692163231164452.

Petersen, Y. (2007): Die Bedeutung der Bindungstheorie bei der Begleitung Schwerkranker und ihrer Familien. Verfügbar unter: http://www.bayerische-stiftung-hospiz. de/texte5/BedeutungderBindungstheorie.pdf (18. 1. 2016).

Petersen, Y., Köhler, L. (2005): Die Bindungstheorie als Basis psychotherapeutischer Interventionen in der Terminalphase. Forum der Psychoanalyse, 3.

Petitte, T., Mallow, J., Barnes, E., Petrone, A., Barr, T., Theeke, L. (2015) : A Systematic Review of Loneliness and Common Chronic Physical Conditions in Adults. Open Psychology Journal, 8(2) 113–132.

Plieth, M. (2011): Kind und Tod. Neukirchen-Vluyn: Neukirchener Verlagsgesellschaft. Pochobradsky, E., Bergmann, F., Brix-Samoylenko, H., Erfkamp, H., Laub, R. (2005): Situation pflegender Angehöriger, Endbericht. ÖBIG, Bundesministerium für soziale Sicherheit, Generationen und Konsumentenschutz. https://broschuerenservice.sozialministerium.at/Home/Download?publicationId=176.

Pußwald, B. (2021): Ein bisschen leben wär' noch schön. Palliativsozialarbeit: Schwerstkranke und sterbende Menschen sowie ihre An- und Zugehörigen begleiten, beraten und unterstützen. In: Hefel, J., Hiebinger, I. (Hrsg.): Einblicke in die Praxis der Sozialen Arbeit. Erfahrungsberichte aus der Fallarbeit von Sozialarbeiter*innen in Österreich. S. 110–126.

Rabow, M. W., Hauser, J. M., Adams, J. (2004): Supporting family caregivers at the end of life: "They don't know what they don't know". Journal of the American Medical Association, 4, 483–91.

Rao, P. N, Udani, R., Nanavati, R. (2008): Kangaroo mother care for low birth weight infants: a randomized controlled trial. Indian Journal of Paediatrics, 45 (1), 17–23.

Ritscher W. (2007): Soziale Arbeit: systemisch. Ein Konzept und seine Anwendung. Göttingen: Vandenhoeck & Ruprecht GmbH & Co. KG.

Ritscher W. (2020): Systemische Modelle für die Soziale Arbeit. Heidelberg: Carl-Auer-System Verlag GmbH.

Rizza, K., Mathis, G. (2019): Unterstützung pflegender Angehöriger in der allgemeinen ambulanten Palliativversorgung Vorarlberg, Austria aus Sicht der Pflege. Zeitschrift für Palliativmedizin, 20(04), 187–192. https://doi.org/10.1055/a-0888-7210

Rothausen, C. S., Clausen, A. M., Voltelen, B., Dieperink, K. B. (2023): Protective Buffering: Nurses Facilitating Communication Between Adults With Cancer and Their Adult Family Caregivers Who Overprotect One Another – An Integrative Review. Journal of Family Nursing, 107484072311564.

Rumpold, T., Schur, S., Amering, M., Kirchheiner, K., Masel, E. K., Watzke, H., Schrank, B. (2016): Informal caregivers of advanced-stage cancer patients: Every second is at risk for psychiatric morbidity. Supportive Care in Cancer, 24(5), 1975–1982. https://doi.org/10.1007/s00520-015-2987-z.

Rungg, C. (2022): Auszeiten für pflegende Angehörige – (k)ein Thema für die häusliche Palliative Care? Zeitschrift für Palliativmedizin, 23(03), 137–142. https://doi.org/10.1055/a-1742-1681.

Salomon, A. (1926): Soziale Diagnose. Berlin: Heymann.

Saunders, C. (1994): Pain and impending death. In: Melzack, R., Wall, P. (Hrsg.): Textbook of pain. London: Churchill Livingstone, 861.

Schalek, K., Stefan H. (2018): Einsamkeit – Ein (un)bekanntes Phänomen in der Pflege. In: Hax-Schoppenhorst, T., editor. Das Einsamkeits-Buch: Wie Gesundheitsberufe einsame Menschen verstehen, unterstützen und integrieren können. Göttingen: Hogrefe; pp. 378–88.

Scheier, C. (2020): Autonomie und Würde. In: Wendt, P. U. (Hrsg.) (2020): Soziale Arbeit in Schlüsselbegriffen. Weinheim, Basel: Beltz Juventa Verlag.

Schneider, U., Österle, A., Schober, D., Schober, C. (2006): Die Kosten der Pflege in Österreich. Ausgabenstrukturen und Finanzierung. Institut für Sozialpolitik, Wien: http:// epub.wu.ac.at/id/eprint/1538 (6. 8. 2016).

Seidl, E., Labenbacher, S. (2007): Pflegende Angehörige im Mittelpunkt. Studien und Konzepte zur Unterstützung pflegender Angehöriger demenzkranker Menschen. Wien, Köln, Weimar: Böhlau.

Seng Boon K, Luo Nan, Ng Wai Yee, Lim June, Chionh Hui Ling, Goh Jenny Yap Phillip (2010): Validity and reliability of the Zarit Burden Interview in assessing caregiving burden. Annals of the Academy of Medicine, Singapore, 39 (10), 758–63.

Serce, O., Gunuşen, N. P. (2021): The interaction between hematological cancer patients and family caregivers and their life changes: A qualitative dyadic approach. Cancer Nursing, 44(4),E201–E208. https://doi.org/10.1097/NCC.0000000000000800

Singer, T., Klimecki, O. M. (2014): Empathy and compassion. Curr Biol. Sep; 24(18): R875–8.

Sozialversicherung der Selbständigen (2022): Bundespflegegeldgesetz. Qualitätsicherung in der häuslichen Pflege. Auswertung der von den diplomierten Gesundheits-/Krankenpflegepersonen durchgeführten Hausbesuche. https://www.svs.at/cdscontent/load?contentid=10008.776892&version=1681976367 Abgerufen am 01.08.2023.

Specht-Tomann, M., Tropper, D. (2011): Wir nehmen jetzt Abschied. Kinder und Jugendliche begegnen Sterben und Tod. Ostfildern: Patmos.

Spetz, A., Henriksson, R., Salander, P. A. (2008): Specialist nurse as a resource for family members to patients with brain tumors: an action research study. Cancer Nursing, 31, E18–E26.

Spitzer, M. (2018). Einsamkeit – Die unerkannte Krankheit. München: Droemer.

Stajduhar, C. I., Funk, L., Toye, C., Grande, G. E., Aoun, S., Todd, C. J. (2010): Part 1: Home-based family caregiving at the end of life: a comprehensive review of published quantitative research. Palliative Medicine, 6, Vol. 24, 573–93.

Stajduhar, K. I. (2013): Burdens of family caregiving at the end of life. Clinical and Investigative Medicine, 36 (3), 121–26.

Stajduhar, K., Davies, B. (2005): Variations in and factors influencing family members' decisions for palliative home care. Palliative Medicine, 19 (1), 21–32.

Stajduhar, K., Funk, L., Toye, C., Grande, G., Aoun, S., Todd., J. C. (2010): Part 1: Homebased family caregiving at the end of life: a comprehensive review of published quantitative research (1998–2008). Palliative Medicine, 24 (6), 573–93.

Stajduhar, K., Nickel, D. D., Martin, W. et al. (2008): Situated/being situated: Client and co-worker roles of family caregivers in hospice palliative care. Social Sci Med; 67: 1789–1797.

Statistik Austria (2023): Demographische Merkmale von Gestorbenen. Zuletzt aktualisiert am 27. 07. 2023. Verfügbar unter: https://www.statistik.at/statistiken/bevoelkerung-und-soziales/bevoelkerung/gestorbene/demographische-merkmale-von-gestorbenen.

Statistik Austria: Pflegegeld. https://www.statistik.at/statistiken/bevoelkerung-und-soziales/sozialleistungen/bundespflegegeld, Abgerufen am 01.08.2023.

Statistik Austria (2020): Statistik der natürlichen Bevölkerungsbewegung. Erstellt am 24. 6. 2020. Verfügbar unter: http://www.statistik.at/web_de/statistiken/menschen_und_gesellschaft/bevoelkerung/gestorbene/index.html.

Staudacher, D. (2020): Die verlorene „haltende" Umwelt – Einsamkeit aus der Perspektive der „Social Baseline Theory". NOVAcura, 51(9), 13–17.

Steele, R., Davies, B. (2015): Supporting Families in Palliative Care. In: Nessa Coyle (ed.), Betty R. Ferrell (ed.): Social Aspects of Care. HPNA Palliative Nursing Manuals. Oxford University Press. https://doi.org/10.1093/med/9780190244132.001.0001. Abgerufen am 15.08.2023.

Stenberg, U., Ruland, C. M, Ollson, M., Ekstedt, M. (2012): To Live Close to a Person With Cancer-Experiences of Family Caregivers. Social Work in Health Care, 51, 909–26.

Stenberg, U., Ruland, C. M., Miaskowski, Ch. (2010): Review of the literature on the effects of caring for a patient with cancer. Psychooncology, 19 (10), 1013–25.

Stenberg, U., Ruland, C. M., Olsson, M., Ekstedt, M. (2012): To Live Close to a Person with Cancer – Experiences of Family Caregivers. Social Work in Health Care, 51, 909–26.

Student, J. C., Mühlum, A., Student, U. (2020): Soziale Arbeit in Hospiz und Palliative Care. 4. Auflage. München: Ernst Reinhardt, GmbH & Co KG, Verlag.

Tallmann, K., Greenwald, R., Reldenouser, A., Pantel, L. (2012): Living with advanced illness: Longitudinal study of patient, family and caregiver needs. The Permanente Journal, 3, 28–35.

Teufel, R. (2015): Beratung und Begleitung Angehöriger in der Palliative Care. Esslingen: Hospiz.

Totman, J., Pistrang, N., Smith, S., Hennessey, S., Martin, J. (2015): You only have one chance to get it right: A qualitative study of relatives' experiences of caring at home for a family member with terminal cancer. Palliative Medicine, 29 (6), 496–507.

Uebach, B. (2014): Handlungsfelder, Probleme und Bedürfnisse pflegender Zugehöriger. Zeitschrift für Palliativmedizin, 19, Beilage.

Uhrig, St., (2022): Bauchgefühl auf Abwegen. Spektrum der Wissenschaft kompakt, 25.22, S. 4–7, Heidelberg: Spektrum der Wissenschaft Verlagsgesellschaft mbH.

Van Humbeeck, L., Dillen, L., Piers, R., Grypdonck, M., Verhaeghe,S., Van Den Noortgate, N. (2019): Cancer patients' experiences of communicating and dealing with their older parents: A qualitative study. European Journal of Oncology Nursing, 38, 98–103. https://doi.org/10.1016/j.ejon.2018.12.005.

Van Humbeeck, L., Dillen, L., Piers, R., Deveugele, M., Grypdonck,M., Verhaeghe, S., & Van Den Noortgate, N. (2015): Tightrope walkers suffering in silence: A qualitative study into the experiences of older parents who have an adult child with cancer. International Journal of Nursing Studies, 52(9), 1445–1453. https://doi.org/10.1016/j.ijnurstu.2015.05.010.

Van Roij, J., Brom, L., Youssef-El Soud, M., Van de Poll-Franse, L., Raijmakers, N. J. H. (2019): Social consequences of advanced cancer in patients and their informal caregivers: a qualitative study. Support Care Cancer 27(4): 1187–95.

Vasileiou, K., Barnett, J., Barreto, M., Vines, J., Atkinson, M., Lawson, S. et al. (2017): Experiences of loneliness associated with being an informal caregivers: a qualitative investigation. Front Psychol. 0.3389/fpsyg.2017.00585.

Voltelen, B., Konradsen, H., & Østergaard, B. (2016): Family Nursing Therapeutic Conversations in Heart Failure Outpatient Clinics in Denmark: Nurses' Experiences. Journal of Family Nursing, 22(2), 172–198. https://doi.org/10.1177107484071664387 9.

Walter, U. M. (2017): Grundkurs methodisches Handeln in der Sozialen Arbeit. München: Ernst Reinhardt, GmbH & Co KG Verlag.

Wagner, U. (2014): Soziale Arbeit in Palliative Care. Zielgruppen. In: Wasner, M., Pankofer, S. (Hrsg.): Soziale Arbeit in Palliative Care. Ein Handbuch für Studium und Praxis. Stuttgart: W. Kohlhammer GmbH.

Wendt, P. U. (2015): Lehrbuch Methoden der Sozialen Arbeit. Weinheim, Basel: Beltz Juventa.

Wendt, P. U. (2017): Lehrbuch Methoden der Sozialen Arbeit. 2. Auflage. Weinheim, Basel: Beltz Juventa Verlag.

Wendt, P. U. (Hrsg.) (2020): Soziale Arbeit in Schlüsselbegriffen. Weinheim, Basel: Beltz Juventa Verlag.

WHO – World Health Organization (2002): National cancer control programmes: policies and managerial guidelines. Geneva: World Health Organization.

Widulle, W. (2020): Gesprächsführung in der Sozialen Arbeit. Grundlagen und Gestaltungshilfen. 3. Auflage, Wiesbaden: Springer VS Verlag für Sozialwissenschaften.

Wildiers, H., Menten, J. (2002): Death rattle: prevalence, prevention and treatment. Journal of Pain and Symptom Management, 23 (4), 310–17.

Wilz, G., Schinköthe, D., Kalytta, T. (2015): Therapeutische Unterstützung für pflegende Angehörige von Menschen mit Demenz. Göttingen: Hogrefe Verlag GmbH & Co. KG.

Wittenberg, E., Buller, H., Ferrell, B., Koczywas, M., & Borneman, T. (2017): Understanding family caregiver communication to provide family-centered cancer care. Seminars in Oncology Nursing, 33(5), 507–516. https://doi.org/10.1016/j.soncn.2017.09.001.

Wolf, M. (2014): Unterstützung für Angehörige von Palliativpatienten. Soziale Arbeit in Hospiz und Palliative Care. Zeitschrift für Palliativmedizin 2014; 15(1). Stuttgart, New York: Thieme Verlag KG. S. 10–13.

Worden, William. J (1996): Children and Grief. New York: Guilford Press.

Wright, L. M., Leahey, M., Preusse-Bleuler, B. (2009): Familienzentrierte Pflege. Lehrbuch für Familienassessment und Interventionen. Bern: Huber.

Yalom, I. D. (1980): Existential Psychotherapy. New York: Basic Books.

Zalenski, R. J., Raspa, R. (2006): Maslow's hierarchy of needs: a framework for achieving human potential in hospice. Journal of Palliative Medicine, 9 (5), 1120–27.

Zambrano, S. C., Loeffel, K., Eychmueller, S. (2019): Die Bedürfnisse von Angehörigen in der End-of-Life-Phase der Betreuung: die letzten Tage des Lebens. Bern: Bundesamt für Gesundheit.

Zarit, S. H., Todd, P. A., & Zarit, J. M. (1986): Subjective burden of husbands and wives as caregivers: A longitudinal study. The Gerontologist, 26(3), 260–266.

Zwingmann, Ch., Berthold, D., Gramm, J. (2019): Dankschreiben an Palliativteams. Qualitative Analyse der Bedürfnisse von Angehörigen. Zeitschrift für Palliativmedizin 2019; 20. Stuttgart, New York: Thieme Verlag KG. S. 313–321.

Anhang

Hilfreiche Internet-Links

www.help.gv.at

www.sozialministerium.at

www.arbeiterkammer.at

www.pensionsversicherung.at

www.sozialversicherung.at

www.bmfj.gv.at

www.bmf.gv.at

www.gis.at

www.pflege.gv.at

www.schuldenberatung.at

www.vertretungsnetz.at

www.krebshilfe.net

www.ig-pflege.at

www.hospiz.at

www.palliativ.at

www.rainbows.at

www.sterntalerhof.at

Krisen- und Notfallplan

MASSNAHMENPLAN FÜR KRISENHAFTE SITUATIONEN

(S. AUCH: „BEHANDLUNGSEMPFEHLUNGEN FÜR KRISEN UND SYMPTOME AM LEBENSENDE") *

NAME | **GEBURTSDATUM**

INDIKATION	MEDIKAMENT UND VERABREICHUNGSFORM/MASSNAHME	DOSIS IN MG/VERABREICHUNGSWEG	MAX. TAGESDOSIS/ZEITL. ABSTAND ZWISCHEN EINZELGABEN

PLAN ERSTELLT VON:

Unterschrift Arzt/Ärztin ______________________ Datum: ____________

Hotline der Tiroler Hospiz-Gemeinschaft:
0810 969 878

HAUSARZT/HAUSÄRZTIN:

Name: Telefonnummer:

HAUSARZTVERTRETUNG:

Name: Telefonnummer:

Dieses Formular wurde 2010 in Kooperation durch Vertreter/innen folgender Institutionen erstellt: Referat für Palliativmedizin der Ärztekammer für Tirol, Tiroler Hospiz-Gemeinschaft, Sozial- und Kompetenzzentrum Rum, Notarztdienst. Überarbeitung 2016 durch Notarztdienst und Tiroler Hospiz-Gemeinschaft. Kontakt: Dr. Elisabeth Medicus, E-Mail: elisabeth.medicus@hospiz-tirol.at

PLAN FÜR KRISEN UND NOTFÄLLE

NAME **GEBURTSDATUM**

MEDIZINISCHER HINTERGRUND

Hauptdiagnose und relevante Nebendiagnosen:

Eine Verbesserung ist nicht mehr zu erwarten. Die Situation erfordert überwiegend ein palliatives Betreuungskonzept.

ENTSCHEIDUNGSHINTERGRUND

Patientenverfügung liegt vor ▩ **Ja** ▩ **Nein**

Verbindlich

Datum der Errichtung oder Aktualisierung:

Beachtlich

Vorsorgevollmacht ist erteilt ▩ **Ja** ▩ **Nein**

Vorsorgebevollmächtigte Person:

Sachwalterschaft liegt vor ▩ **Ja** ▩ **Nein**

Sachwalter/in:

Mutmaßlicher Patientenwille (z.B. Hinweise für Ablehnung med. Maßnahmen, ausdrückliche Wünsche):

DIE VERLEGUNG IN EIN KRANKENHAUS BEI VERSCHLECHTERUNG IST ANGEZEIGT:

▩ **Ja** ▩ **Nein**

CARDIOPULMONALE REANIMATION IST DER SITUATION ANGEMESSEN:

▩ **Ja** ▩ **Nein**

Die Bezugsperson (Angehörige/r) ist über die Situation informiert. ▩ **Ja** ▩ **Nein**

Name: Telefonnummer:

Anmerkungen:

DOKUMENTIERT:

Datum:

Arzt/Ärztin:

HAUSARZT/HAUSÄRZTIN:

Name:

Telefonnummer:

EVALUIERUNG I

geplant am: durchgeführt am:

Anmerkungen:

Bestätigung Arzt/Ärztin:

EVALUIERUNG II

geplant am: durchgeführt am:

Anmerkungen:

Bestätigung Arzt/Ärztin:

EVALUIERUNG III

geplant am: durchgeführt am:

Anmerkungen:

Bestätigung Arzt/Ärztin:

Register